U0948631

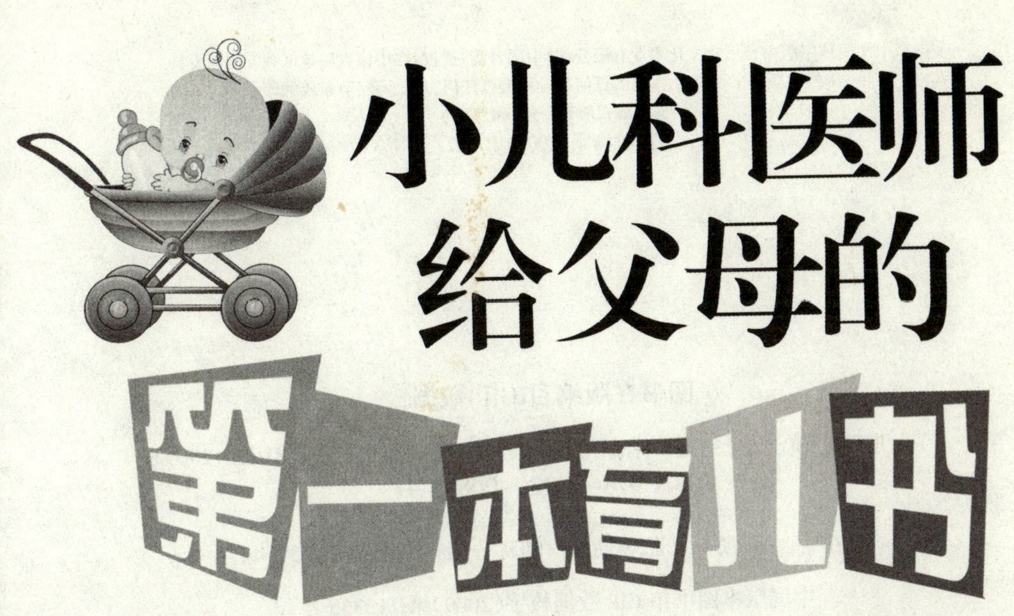

小儿科医师给父母的第一本育儿书

张开屏◎著

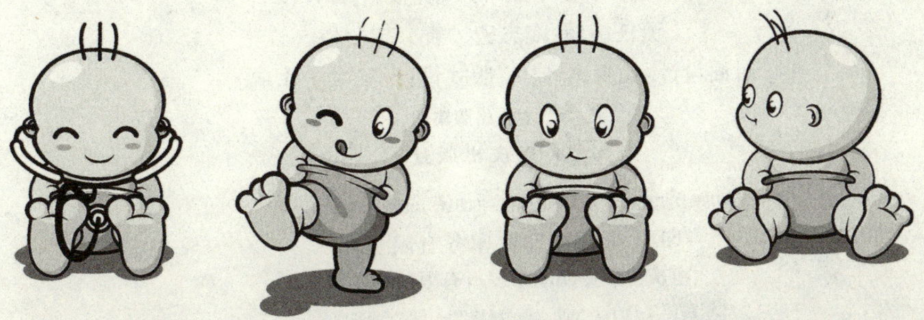

·全面且完整的育儿经典·
新手爸妈必读的第一本育儿参考书

重庆出版集团 重庆出版社

版贸核渝字(2009)第057号

图书在版编目(CIP)数据

小儿科医师给父母的第一本育儿书 / 张开屏著.—重庆:重庆出版社,2009.8
ISBN 978-7-229-00855-0

Ⅰ.小…　Ⅱ.张…　Ⅲ.婴幼儿—哺育—问答　Ⅳ.TS976.31-44

中国版本图书馆CIP数据核字(2009)第113355号

小儿科医师给父母的第一本育儿书

XIAOERKE YISHI GEI FUMU DE DIYIBEN YUERSHU

张开屏　著

出版人:罗小卫　策划:张　羿
责任编辑:陶志宏　袁　宁
封面设计:颜森设计　版式设计:飨书工作室

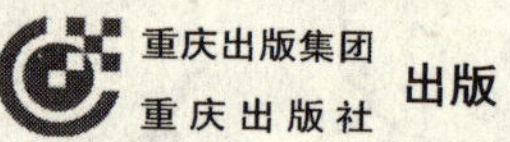

出版

重庆长江二路205号　邮政编码:400016　http://www.cqph.com
印刷 北京中印联印务有限公司
重庆出版集团图书发行有限公司发行
E-MAIL:fxchu@cqph.com　邮购电话:023-68809452
全国新华书店经销
开本:710×1000mm　1/16　印张:13　字数:184千
2009年8月第1版　2009年8月第1次印刷
ISBN 978-7-229-00855-0
定价:26.80元

如有印装质量问题,请向本集团图书发行有限公司调换:023-68706683

推荐序

让你成为宝宝的最佳照护者

由于观念的改变，新生儿出生率下降，目前台湾地区每年出生人口约 20 万，父母们对小生命的诞生更加感到珍贵。

小宝宝出生后，父母亲及家人们非常注意小朋友的健康，且细心呵护，因此需要了解更多必须知道的儿童相关之保健知识，以协助父母亲照顾小朋友。本书内容非常丰富，文笔流畅，不但提供正确的医学知识，也将成长过程中常见的小宝宝问题，非常清楚地说明。

张开屏医师服务台北荣总医师 20 余年，并曾至美国哥伦比亚大学附设儿童医院专攻小儿神经学，学成返台后，除了继续服务小朋友的医疗照护外，也非常热衷于推广儿童保健卫教工作。他与我共事多年，是一位非常优秀的医师。他在繁忙的医院工作中，将平日照护小朋友及父母亲、爷爷、奶奶、外公、外婆们常询问之问题，用客观的方法，正确地编写成书，包括宝宝之常见症状、生长、发育、发展、学习等。不只让宝宝的家人们了解小朋友的状况，更替小宝宝的家人们解惑。

张医师再次出版的新书，落实他平日照护小朋友之“全人医疗的观念”，也就是让父母与家中成员成为聪明的照护者，甚令人感佩，我相信小宝宝的家人们阅读此书后，一定会感到受惠良多。

儿童综合医院教学副院长

迟景上

自序

找回为人父母的本能与天性

回想起来，我在1978年自医学院毕业，除了服役从事军医工作的两年，到目前为止，从事于儿童医疗照护的时间已超过28年。这28年间，历经了许多时代的变迁与社会的变革，其中与儿童医疗照护有关的也不少。

没有全民健保的时代，一个有并发症的早产儿花上上百万的新台币才得以出院的情况比比皆是，其中不堪庞大医疗费用的负担而自动出院的更不在少数。全民健保于1995年开办之后，医疗生态不变，自呱呱坠地的那一刻开始，每个参加全民健保的人，不管是大病或小病，都可以在任何诊所、任何医院，包括地区医院、区域医院与医学中心，获得完整充实的检查与治疗，即使是生重病住院，也不必担心医药费与住院费用会让荷包失血。

以前的人都需要种牛痘来预防天花的感染，世界卫生组织（WHO）于1979年10月25日宣布天花自人类世界绝迹，因此目前的孩童都不再需要接种牛痘。

由于许多人疏忽了接种小儿麻痹口服疫苗，1982年在台湾地区曾有小儿麻痹的大流行。经过积极的防治，世界卫生组织于2000年宣布台湾地区为小儿麻痹根除地。

这些年来，台湾地区在医疗保健的进步是有目共睹的。根据卫生署的报告，2007年台湾地区的国人平均寿命超过78岁，其中男性为75.1岁，女性为81.9岁，相较于世界其他地区，台湾地区平均寿命名列前茅。

不过，进步中还是有不足之处，许多的传染病虽然因为预防接种的实施而消失，但新兴传染病，如急性严重呼吸道症候群，或是让家长闻之变色的肠病毒七十一型感染并发重症，仍存在于我们所处的环境；过敏病也没有因环境的改善而减少，且气喘的孩童反而有越来越多的趋势；过动症或注意力不集中的学童，在班级上的比例也越来越高；肥胖或体重过重原本是中年以后才会出现的问题，现在已经可以在学龄前的孩子身上看到。凡此种种，代表着即使医学再进步，许多旧的疾病以及一些新的疾病，仍会持续地存在于这世界，仍会继续地困扰着我们。

孩子的成长过程中，免不了要面对这些没完没了的新旧疾病，作为孩子的主要照顾者的父母们，在孩子的健康照护上，似乎有处理不完的烦恼，想要照顾一个孩子顺顺利利的成长似乎很不容易。常常在门诊时听到家长们反映，孩子真的很难照顾，养一个小孩就弄得全家鸡犬不宁，如果再生一个那还了得？绝对不要再生第二胎了。

照顾孩子真的那么难吗？其实，照顾孩子的健康与协助孩子顺利地成长茁壮，并不是一件困难的事。想想看，四五十年前的那种环境，家庭经济条件差，物资不丰富，卫生医疗环境比现在差得多，哪一家的父母不是轻轻松松地把四五个或七八个孩子顺顺利利地拉拔起来。是那个时代的父母比较聪明，比较能干，还是那个时代的孩子比较强壮？当然不是！

现代的父母其实都更聪明、更能干，现在的孩子也远比从前的孩子更强健。现在的人取得信息非常容易，由传播媒体或网络，随时可以得到丰富的信息，只是却不知如何解读这些信息，反而造成更多无谓的烦恼。

举个例：谈到肠病毒感染，大概没有一个家长不紧张的，因为媒体隔三差五就报道肠病毒感染后，因肠病毒重症而导致死亡的案例。紧张似乎有其理由，但是如果了解到流行期间，感染肠病毒的孩子其实不计其数，而且绝大多数几天之内便会自行痊愈，其中真正会罹患重症的孩子只是不幸中的少数，当从医师口中得知孩子得了肠病毒感染，就不值得那么忧心忡忡了。

由于知识丰富，取得信息容易，常常脑中充斥着各种信息，却不知如何取舍或如何正确解读，一旦凭借着这些信息来照顾孩子的健康与成长时，往往困难重重、窒碍难行。其实，每个人都有为人父母的本能与天性，从前的父母就是凭借着这种本能与天性将每一个孩子带到大，现代的父母们只要能找回原有的本能与天性，配合丰富的信息，没有理由不能轻轻松松地将孩子带大。

这本书的内容当然还是会提供丰富的信息给各位，但更期待的是，撷取到这些信息后，各位要将它转化为有用的知识，更期待各位在参考这些信息以及运用这些知识时，不要遗忘了作为父母的天性与本能。当这些都做到了，各位将会发现，原来我的孩子也是这么的健康，原来我是这么称职的父母。如果各位能经由本书，在照顾孩子的健康上得心应手，在协助孩子成长的过程中轻松愉快，我写书的目的就真正达到了。

最后，我要感谢出版社的同仁，没有你们的督促与支持，本书是无以付梓的。

张开屏

于台北荣民总医院

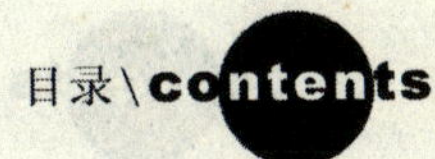

目录\contents

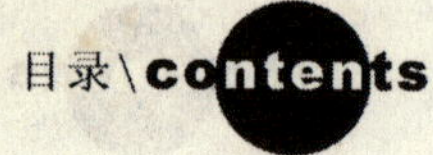

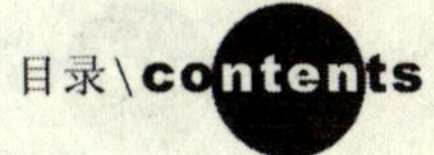

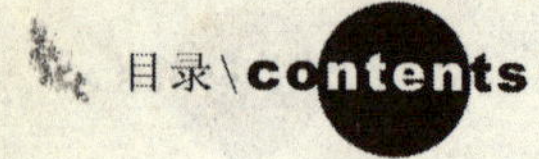

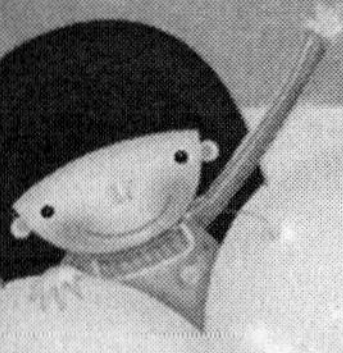

PART 1

早产儿与并发症

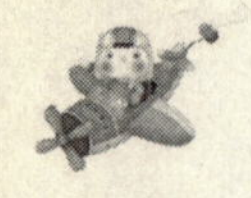

何谓早产儿

由于传统习俗的心理作祟，已育有三女的王太太，还是再接再厉，皇天不负有心人，终于盼到了儿子。

但王小弟在妈妈的子宫内待到三十周左右，就迫不及待地来到人间，是个不折不扣的早产儿。

早产儿容易出现的并发症，全都给王小弟碰上了。幸而早产儿医学于近年来大有精进，王小弟所住的医学中心在早产儿的照顾上也是经验丰富，所以难关一一渡过。但命是保住了没有错，所遗留下来的后遗症却仍常困扰着他，必须定期回早产儿追踪门诊做检查。

人类的胎儿必须在子宫内孕育达四十周之久，才算成熟，也通常就在这时候，一个足月的婴儿诞生了。当然，不可能每一个婴儿都准准地满四十周时出生，只要在这之前或之后两周以内出生的，也就是怀孕满三十八周至四十二周之内出生的，都算是足月儿。

怀孕不足三十八周便出生，便是早产儿，但并不意味着一定会有问题。许多三十五、三十六周便生下来的早产儿，就和足月儿一样，可以活得好好的，完全没有早产儿的并发症或后遗症。不过成熟度越低，亦即怀孕周数越短的早产儿，出生之后的死亡率越高，一些并发症或后遗症也越多，这是不争的事实。

这样的说明，并不表示胎儿在母亲子宫内待得越久越好。所谓“过犹不及”，用于胎儿的怀孕周数也是很恰当的。有些胎儿在子宫内待了超过四十二周仍毫无动静，往往需要妇产科医生帮忙催生或做剖腹产把婴儿弄出来。如果任其继续待在子宫内，这时胎盘功能逐渐老化，胎儿得不到营养，反而不好。上天造人，要人怀孕四十周才出生，不能太早也不能太晚，是有医学上的理由的。

为什么会生出早产儿呢？有两方面的因素。母体本身身体不好，如妊娠毒血症、子宫颈口闭锁不全、饮酒抽烟过量、吸食毒品等，都容易造成早产。胎儿本身有病，如先天性感染、染色体异常等，也容易较早离开母体。当然，还有许许多多的早产儿，从母亲身上或婴儿本身，查不出任何导致早产的原因。

早产儿除了出生体重太低，喂养时需花费较多的心力之外，最叫人担心的是，在出生的头几周甚至头几个月之内，往往会有一些非常麻烦的并发症，如呼吸窘迫症、视网膜病变、败血症、脑出血、肠坏死等。这些都是常见而且相当危险、后遗症很多的并发症。虽然说由于早产儿医学的进步，许多患有这些并发症的早产儿已经能存活下来，但在身体上所造成的后遗症，如脑性麻痹、肺功能不良、视力不好、小肠吸收有问题等等，就无法做有效的防范与治疗。

归根结底，怀孕的妈妈最好是戒烟禁酒，不乱服成药。适度的运动可以，但万万不可运动过度。同时要定期到熟识的妇产科医师处做检查，这样就可以减少生出早产儿的机会。

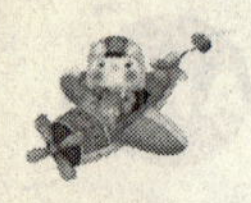

脆弱的早产儿

前面提到的王小弟，出生时体重只有1.3公斤。由于体重太轻，体温不易维持，因此立即被放到保温箱内。后来又发现他的吸吮力很弱，就由鼻孔放了一条胃管到胃里，以便于奶水灌入。这些都是小事。

出生没几个小时，他的呼吸便开始喘了起来，偶尔还看到嘴唇变黑。值班的医师已意会到是早产儿常见的呼吸窘迫症，赶紧从王小弟鼻孔插上管子到气管内，并接上呼吸器帮助他呼吸。同时又由脐带上的脐动脉处插上管子，以便抽血做血液的气体分析，来判断呼吸器给的氧气够不够。为了注射药物，又由周边静脉打上一条导管。小小的一个躯体，现在已经插上了好几条管子，由保温箱内连通到外面。

王先生隔天来探望，一眼看到小孩身上那么多的管线，内心确实受到一阵惊吓，继之而来的是一阵伤痛。想想那么小的一个躯体，一出生就受到那么多的折磨，怎么受得了呢？

一个人身上插上那么多管线，任谁看了都于心不忍，更何况是一个只有1.3公斤的小小婴儿！不过，这些都是救命所必需的。没有这些管线？就无法给予早产儿完善的照顾，更别说保下一条无价的新生命。

早产儿需住在保温箱一段时间，是任谁都知道的事实。早产儿住保温箱有两大好处：第一是维持稳定的体温；第二是与外界的感染源隔离。体温的维持是早产儿的照顾中非常重要的一环。若不小心让早产儿受凉而导致体温下降，对早产儿而言，是很大的伤害。如有些早产儿本来好好的，结果体温一下降，就出现呼吸暂停或呼吸窘迫的症状。而早产儿对细菌的抵抗力较弱，保温箱等于是一个隔离的空间，早产儿身处其中，受感染的机会较低。

体重太轻的早产儿，往往吸吮能力很差。这时若用奶瓶喂奶，往往喂不进去，只怕奶会一直由嘴角溢出。为了使早产儿获得足够的营养好快快长大，就必须由鼻孔放一根管子到胃里，由这根管子灌入早产儿专用的奶水或妈妈乳房挤出来的母奶。如果肠胃吸收不良或很容易把奶吐光，就要依赖血管注射营养液来维持他的生命。

王小弟的呼吸窘迫症需要插上管子到气管，并接到人工呼吸器上来帮助他呼吸，这算是比较严重的。有些较轻的呼吸窘迫症，并不需要用到这么复杂的机器。由于呼吸窘迫症会使得小孩血液里头缺氧，而血里的氧气浓度太高或太低，对早产儿都有不好的影响。因此，就必须常常检验血中所含氧气的浓度，这时就要在动脉内插入一根导管，方便随时抽血化验。

一个小小的躯体，一出生便插上这么多的管线，确实是相当可怜的。但是，为了挽救或延续这个新生命，这一切还是必要的。

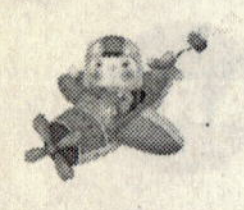

触目惊心的诊断书——早产儿的并发症

在医院的新生儿加护病房和普通病房足足待了两个月，王小弟终于获得医生的同意，可以回家了。

全民健保未开办之前，住院治疗的医药费是一笔相当庞大的数字，虽然医院的社工人员很热心地寻得一些补助，但王先生还是必须自己筹措不少钱才能偿还积欠的医药费。幸而他工作的机关对于员工家属的住院费，能补贴80%，因此王先生要求医师开具一份诊断书，以便向公司请领医药补助。

诊断书上白纸黑字写着：早产儿合并呼吸窘迫症、高胆红素症、坏死性肠炎、败血症、脑出血和视网膜病变。王先生虽然知道小孩历经千辛万苦才捡回一条命，但看到诊断书上详详细细列了这么多的病症，心头还是不由得受到一阵冲击。

呼吸窘迫症，顾名思义，就是小孩的呼吸会很喘；厉害的时候会缺氧，而必须用人工呼吸器来帮助他呼吸。早产儿之所以容易产生呼吸窘迫的现象，是由于肺的发育不够成熟，肺泡内缺乏表面张力素，肺泡不容易撑开，呼吸就会困难。成熟度够的婴儿，很少会有呼吸窘迫症。呼吸窘迫的现象通常在早产儿出生几个小时之后，即逐渐出现症状。

高胆红素症是任何小孩都可能发生的，并不限定于早产儿；不过，早产儿较容易产生，也较容易造成后遗症。所谓高胆红素症就是指婴儿身体上的黄疸过高的意思。其实，每一个新生婴儿都会经历“生理性黄疸”的阶段，但过些天都会自行消退。这种高胆红素症就需要反复的照光或把身上的血液换掉，才能把黄疸褪掉。如果不这么做的话，血里面造成黄疸的胆红素浓度太高的话，就会把脑细胞破坏掉，小孩将来就有可能出现运动方面的障碍或脑性麻痹的现象。

早产儿的肠子也是很脆弱的器官，加上早产儿可能有缺氧、休克或败血症等情形发生，会使肠子的管壁受到伤害。轻则肚子胀气、大便带血，重则肠子破裂，造成腹膜炎，必须外科手术切除坏死部分的肠子。这就是所谓的坏死性肠炎。

新生儿的抵抗力弱，早产儿的抵抗力更弱。一些细菌跑到我们身上也许构不成任何威胁，一旦跑到早产儿身上就完全不一样了。细菌侵犯到血液里面，对全身造成坏的影响，就是败血症。就早产儿而言，败血症是死亡率相当高的病症。

早产儿的脑部组织发育仍不健全，某些部位的脑血管特别脆弱，很容易就会破裂出血。大量出血时，脑部压力增高，脑组织受到压迫，死亡率很高。就算不死，活下来的小孩往往有很严重的神经后遗症。

至于早产儿的视网膜病变也是防不胜防的并发症。视网膜病变是在眼球的网膜层上出现一些新生血管和疤痕，会使小孩的视力大受影响，甚至完全看不到的也有。

虽然早产儿会有许多的并发症以及后遗症，但医学一直在进步当中。许多问题目前已能迎刃而解，而将死亡率、并发症和后遗症减至最低的程度。王小弟固然是早产儿中不幸的一例，但还是有不少的早产儿历经千辛万苦，后来完全正常，没有任何的后遗症。

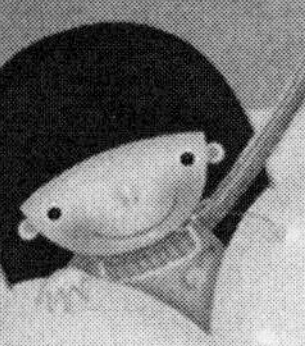

PART2

婴儿室的常规

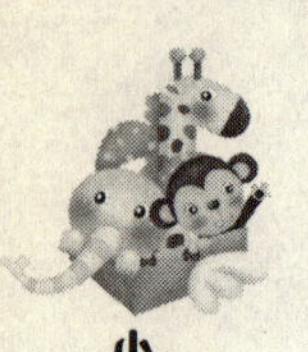

出生时为什么要注射一剂维生素 K

虽然新生儿注射维生素 K 是一种常规，但以往有极少数的产科医院或助产士并没有这么做。

一个两个月大的男婴，因为突发性抽筋和意识丧失被送到急诊室，做了头部计算机断层检查，发现里面有一大块血块。抽血化验时，发现打针的地方压了好久，血还是一直往外渗，而检验结果发现，血液的凝血因子非常缺乏。

这是典型的凝血因子缺乏引起脑出血的病例，注射过维生素 K 之后，凝血因子便恢复正常，打针处也不再渗血。小孩的血块慢慢吸收掉，但会遗留下多少后遗症则无法确知。

简简单单的一针维生素 K 可以预防体内出血，这是累积了许多的经验和研究而获得的答案。

我们的皮肤受伤，除非弄断了大血管，否则只要用力压住出血处几分钟，血就不会继续冒出来。靠的是什么？是我们的血液里面有足够的凝血因子。

凝血因子是由肝脏制造出来的，但在制造过程当中必须靠维生素 K 来帮忙，否则就造不出来。

维生素 K 从哪里来呢？维生素 K 是由我们肠子内的细菌（细菌并不全然有害，不少还对人体有益）制造出来的，所以只要我们的肝脏功能正常，肠子吸收维生素 K 的功能也正常，就不会有容易出血的倾向。

新生儿的肝脏功能仍未成熟，肠子里面那些能够制造维生素 K 的细菌也不够多，因此血液中的凝血因子较为缺乏。缺乏得太严重时，就会出现自发性的出血，就如同上述的小男婴，虽然没有受到任何撞击，脑子里面还是产生一大块血块。

为了防范新生儿出现这种出血性疾病，每一个新生儿出生时都应该注射一剂维生素 K，来加速肝脏制造这些凝血因子。自从把注射维生素 K 当做新生儿的常规处理以来，这种新生儿出血性疾病的病例便几乎再也看不到了。

新生儿筛检是做什么的

一眼望去，这小男孩的外观就与众不同。

个子很矮，舌头很大，一直吐在外面，头发粗糙，皮肤干燥，表情有些痴呆。

所以会被带来检查，是这个小孩从小发育就慢，个子也比别的小孩矮。到现在五岁了，话也不太会讲，其他小孩会玩的游戏或玩具，他都不晓得怎么玩。家中其他两个小孩发育得都很好，只有他显著地与人不同。

没有早些带来检查，是家长心中总认为他的一切会随着年纪增长而慢慢好转，谁知年纪越大，与一般小孩的差异越明显。

验血结果证实，这是先天性甲状腺机能不足的病例。补充甲状腺素，可以使他的新陈代谢功能恢复正常，但是智能不足的事实却已无法挽回。

这是好几年前的事了，小男孩出生的小型医院，当时还没有加入卫生署的新生儿筛检行列，所以没能及早发现他的问题。

人类有许多先天性的疾病，会影响身体的新陈代谢，应当及早发现、及早治疗。在小孩身上会产生许多后遗症，其中最严重的是神经方面的后遗症。

神经方面的后遗症包括智能不足、动作发展迟缓以及抽搐等。在一生当中要花费极庞大的人力、物力和财力来照顾这种小孩，对于整个家庭、社会乃至国家，是一笔很大的负担。

如果这些先天性疾病能在新生儿期间就发觉出来，并且立刻开始治疗，这些小孩通常可以发育得很好，而不会出现神经方面的后遗症。相对的，在未来的日子里也不会成为社会的负担。

这些罹患先天性新陈代谢疾病的小孩，并不容易由一般的身体检查而确认，尤其刚出生的小婴儿，要由外观来判断有病或没病是不可能的

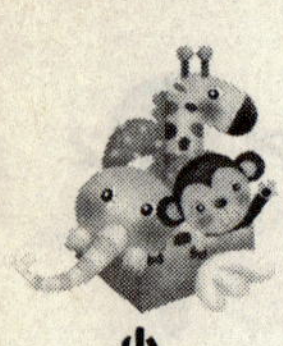

事。因此，就必须化验血液里面的一些成分，来判断婴儿是否罹患了这些疾病，这就是新生儿筛检的由来。

新生儿筛检就是针对每一位新生儿，采取少量的血来化验，看看他有没有下列这些疾病：

苯酮尿症

高胱胺酸尿症

半乳糖血症

甲状腺机能低下

葡萄糖六磷酸去氢酵素缺乏症（俗称蚕豆症）

先天性肾上腺增生症

枫浆尿症

中链酰辅A去氢缺乏症

戊二酸血症第一型

异戊酸血症

其实先天性新陈代谢疾病有千百种，我们无法每一种都化验，因为再多的人力、物力与财力也无法负担这么庞大的工作。之所以选择了这十种病来筛检，都是发生率较高的疾病，或是目前有很好的方法来治疗，而且早期治疗可以预防后遗症的产生。

在婴儿出生时，花费少许的成本，把这些有病在身的小孩找出来，给予长期的治疗，将来能成为社会上有用之人，而不至于成为整个社会的负担，正是新生儿筛检的最终目的。

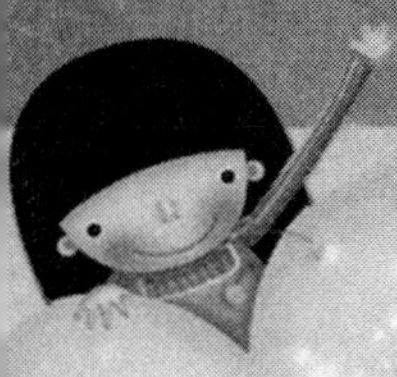

PART 3

黄疸的问题

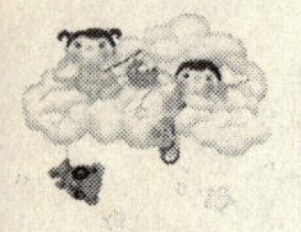

黄疸过高——新生儿生理性黄疸

产后第四天，陈家夫妇正急着办理出院手续，把小宝宝带回家，让爷爷、奶奶仔仔细细地看看这小孙子。

来到护理站说明了意图，护士小姐把小孩的病历记录本翻开看了一眼，很客气地跟陈先生和陈太太说："小孩的黄疸太高了，最好还是留在医院照光，等黄疸降下之后再回去。"

陈先生和陈太太是很明理的人，对于新生儿的黄疸也稍有认识。就先把妈妈的出院手续办妥，小孩继续留在医院照光。两天之后，家中接到医院打来的电话，通知陈先生可以把小孩接回去了，黄疸已经降下来了。

黄疸是身上的胆红素过多，而使得皮肤泛黄的意思。

人体的红血球大约有120天的生命。红血球死亡之后，胆红素会跑出来，然后经由肝脏排除到小肠里面，再随大便排出体外。

红血球死亡的速度太快，肝脏来不及把胆红素排掉，会在身上造成黄疸，这是溶血性疾病引起的黄疸。肝炎时，肝脏排除胆红素的速度变慢，过多的胆红素积在体内，也是造成黄疸的原因之一。上述两种情况是成人最常见到的黄疸原因。

新生儿的黄疸，原因很多，但最常见的是"生理性黄疸"。

新生儿的红血球寿命较短；相对的，红血球死亡之后产生胆红素的速率较快。新生儿的肝脏机能仍未成熟，因此排除胆红素的速度也不及一般小孩或成人的肝脏。由于这两个因素，新生儿于出生后三四天，黄疸值会慢慢攀升到高峰，而在一周大的时候逐渐褪去，这就是一般所说的"生理性黄疸"。也就是说，虽然有黄疸的事实，但并没有潜在的疾病，而且会自行消退。

陈太太的小宝宝正因为生理性黄疸，才在医院多留了两天，接受照光治疗。为什么要照光呢？生理性黄疸虽然一定会褪下去，但有时褪得很慢，而且有时黄疸值冲得太高，对新生儿有害，因此医院多半备有照光的设备，借着光线，把皮肤的胆红素排除掉，这样一来黄疸就会褪得更快。

相对于生理性黄疸，新生儿还会出现“病理性黄疸”。

病理性黄疸，是指由潜在的疾病而产生黄疸的意思。新生儿败血症、溶血性疾病、肝脏酵素系统疾病、新生儿肝炎、胆道闭锁等，都会使得黄疸升高，这时除了治疗黄疸过高之外，针对潜在疾病彻底治疗更为重要。黄疸过高的处理方法，除了前面说过的照光治疗，有时还需用到全身换血的方法。换血是把新生儿身上胆红素含量很高的血液抽出一小部分，接着将同量的新鲜血液注入到新生儿身上。如此反复数十次，到最后，婴儿身上的血液中胆红素含量就变得很低了。

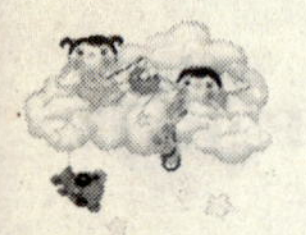

黄疸过高有害吗

病房里又住进一个不幸的小宝宝，全身泛黄，一直抽搐个不停。

小宝宝生下来第三天便离开医院回到家中，那时皮肤微黄。离院时，护士小姐曾再三叮咛，如果皮肤颜色越来越黄时，要赶紧到附近的医院或检验院验血，看看黄疸值有多高，高的话就必须住院治疗。

徐太太，也就是小宝宝的妈妈，并不是没有注意小宝宝肤色的变化，也不是忘了护士小姐的叮咛；相反的，她很早就警觉到小宝宝皮肤颜色越变越黄，也曾跟婆婆提起小宝宝需要验血的事，可是婆婆并不这么认为。

徐老太太虽然跟着儿子住在都市里，许多观念却停留在三四十年前的想法上。她记得自己的儿女，每一个在出生后都有黄疸，但过些天就都自行褪去。顶多在嘴里抹些八宝粉或草药熬出的汁液，就都好了；哪有黄疸还要验血，还要送去医院治疗的。

老年人固执的想法和权威，使得徐太太眼看着自己亲生的宝宝皮肤黄色逐日加深，食欲和活力日渐减退，却爱莫能助。到最后，小宝宝整日哭闹不安，又出现抽搐的现象，老奶奶才不得不接受事实，把小宝宝送到医院。但为时已晚，脑部的永久性伤害已经产生，永远无法复原。

引起皮肤黄疸的胆红素，可以随着血液循环沉积在身体任何部分的组织上，脑组织也在其中。

小孩和成人的脑组织发育已成熟，这时脑细胞受到完整的血－脑屏障所保护，因此血中的胆红素无法轻易地沉积到脑细胞上。新生儿刚好相反，保护脑细胞的血一脑屏障不够健全，所以血中过高的胆红素，很容易穿透这一层障碍而侵犯脑细胞。脑细胞一旦遭受破坏，就万劫不复，会产生永久性的神经后遗症，就像徐太太的小宝宝一样。

由于黄疸过高对新生儿脑细胞的伤害很大，因此对于皮肤开始泛黄的新生婴儿，需特别地注意。必要时就抽血测定血中胆红素的浓度，根据胆红素浓度的高低，我们就可以决定下一步的处置。

轻度的黄疸，当然不需任何治疗，多半在三到五天内就逐渐褪去。中度的黄疸，对脑细胞并不一定会构成威胁，而且时间久一点也会褪去，但为了保险起见，一般还是加上照光治疗，加速黄疸的消退。至于重度的黄疸，光是靠照光还是无法使黄疸迅速地褪去，这时往往需要做全身性的换血，才能在短时间内把黄疸降下来，而免除脑细胞可能受损的危机。

如果黄疸太高，已经持续了一段时间而仍没察觉，等脑细胞已造成伤害，之后再来照光或换血，期求黄疸消退，是于事无补的。

至于黄疸过高引起的脑损伤，其后遗症有哪些呢？重则成为植物人或脑性麻痹；轻则手脚动作不协调，会有不由自主的动作或听力出现障碍，影响到行动和学习。

所以对于新生儿的黄疸绝对不能掉以轻心，不能凭老一辈的经验法则来办事，而延误了孩子的一生。

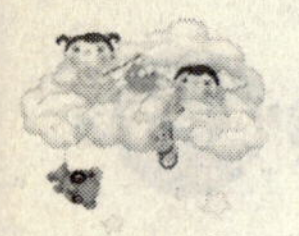

樟脑丸跟黄疸有关吗

这是个一周大的新生儿，由妈妈和姑姑一同抱来急诊室。

小宝宝没有发烧、没有吐、没有拉肚子，胃口还不错，活动力也很好，问题是皮肤颜色变得很黄。

他在出生第三天时便离开妈妈生产的产科医院，当时只有轻微的黄疸。

昨天是小宝宝出生后第六天，皮肤上的黄疸不仅没有褪，感觉上还更黄了些。妈妈心中开始有些忧虑，她记得书上提过，新生儿的生理性黄疸应该在一周左右便褪去，但她的小孩却反而更黄。

今天，小宝宝身上的黄疸又加深许多，想想不能再拖延下去了，便赶紧送来急诊室。

在急诊室验了血，果然黄疸值很高，但血色素偏低，有贫血现象。依临床症状来判断，应该是急性溶血性贫血，最有可能的病因是缺乏葡萄糖六磷酸去氢酵素，但通常是要接触到一些特定的物质才会导致溶血。

到底出生一周大的婴儿接触到什么呢?

这个小宝宝自出生之后，就只有吃母奶和婴儿奶粉。母亲本身身体很好，哺乳期间没有服用任何药物，小婴儿本身也很好，没有给他吃奶以外的任何东西。

经验告诉我，许多家庭都保有其他小孩襁褓期间的衣物，洗净之后就储藏在衣柜或皮箱内，为了防虫，常常会放置许多樟脑丸。当新的生命降临人世，就从箱子里或柜子里把旧的衣服取出，直接穿到新生婴儿身上。或许残留在衣服上的些微樟脑气味，就可能使小宝宝产生溶血性贫血。

一问之下，果然如此。姑姑给了这个小侄子许多旧衣服，都是从置放樟脑丸的橱柜中取出，衣服未曾再洗过，上面还闻得出樟脑的味道。

些微的樟脑味也可导致新生儿溶血性贫血。

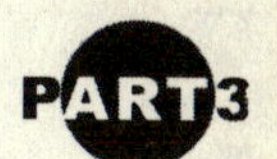

葡萄糖六磷酸去氢酵素缺乏的新生儿，服用某些药物或接触到某些东西，就有可能产生溶血。通常缺乏的程度越厉害，就越容易产生贫血，而且贫血的程度也更严重。

樟脑是众多导致这些小孩溶血性贫血的原因中，较不为人注意的。

服用药物，做家长的通常会有深刻的记忆；但有没有接触到樟脑就往往要再三回想才能确定。因为樟脑不同于药物，药物是生病时才会服用，樟脑丸则是日常生活中时常会用到，而且给人的感觉是完全无害的东西。这种日常生活的防虫用品，对某些小孩会产生严重的溶血性贫血，是很多人想象不出来的。

不过，事实确是如此。葡萄糖六磷酸去氢酵素缺乏的小孩，纵使不直接接触到樟脑丸，光是呼吸到旧衣服上挥发出来的樟脑气息，就有可能产生溶血。

虽然这个小宝宝出生后也做过新生儿筛检，里面包括葡萄糖六磷酸去氢酵素的测定；但不幸的是，筛检的结果尚未出来，他就先接触到不能接触的樟脑而致病。因此，从衣柜内取出的旧衣物，一定要先洗过或曝晒一两天，让衣服上的樟脑味都挥发掉之后，再给小宝宝穿上。万一小宝宝有缺乏葡萄糖六磷酸去氢酵素的这种遗传性疾病，只要防范在先，宝宝就没有机会发病。

附注：文中所称的“樟脑丸”乃指市面上所贩卖之“丸”。樟脑的成分与丸的成分不同，只有丸的成分会使缺乏葡萄糖六磷酸去氢酵素(G－6－PD)的小孩产生溶血性贫血。由于一般人多以樟脑丸称之，故文中沿用一般的说法。

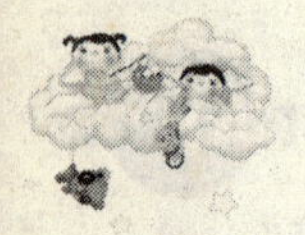

吃母奶会引起黄疸

林太太辞去工作，打算做个全职的妈妈。前面两个小孩都是请人帮忙带，从小喝的是牛奶，但这第三个孩子林太太准备亲自照顾，而且喂食母乳。

小宝宝的生产非常顺利，身体状况非常良好。在婴儿室的四天当中，黄疸值都不高，所以出生后第五天，便在家人期盼下回到家中。

对这个新生命，林太太的照顾无微不至，她也很满意小宝宝的响应，只是想到前两个孩子没有受到自己亲自的照料，偶尔心中还会浮起一丝歉疚。

可是这个小生命到了两周大的时侯，身上的黄疸不仅没有褪尽，感觉上还逐渐加深，令林太太大惑不解。

带到医院验血，果然黄疸值还是很高。但小宝宝各方面检查起来都很正常，吃得好、睡得好、不发烧、不拉肚子、醒来时活力好得很，根本不像有病的样子。

林太太遵从医师的建议，暂停了两天的母奶，改用婴儿奶粉来喂小孩。再去验血，发现黄疸值已降到正常范围内了。但是问题还没结束，林太太现在的疑问是：她还能不能继续给小宝宝吃母奶？

吃母奶的婴儿，有可能黄疸比较深，而且黄疸拖的时间比较久才会褪掉，这是有学理根据的。

母奶中含有微量的母体荷尔蒙，这种荷尔蒙会影响婴儿不成熟的肝脏酵素系统，使得胆红素的排除受到干扰；胆红素蓄积在体内，就使得新生婴儿皮肤出现黄疸。等到婴儿的肝脏功能成熟了，就不会再受这种母体荷尔蒙的影响，黄疸也就会自然褪去。

吃母奶所引起的胆红素过高症，通常不需任何治疗。但为了使黄疸褪得快一点，可以暂时停吃母奶一两天。这时黄疸会很快地褪掉，再继续吃母奶时，黄疸也不会继续加深。所以，黄疸若是由于吃母奶所引起的，不必太过担心，仍可继续喂母奶，黄疸虽然褪得慢，但终究还是会褪掉，且几乎不会造成任何后遗症。

如果要使他的黄疸早点消退，不必用照光或换血这些治疗黄疸的积极做法，只要将母奶暂停一下，隔天就可看到黄疸消退，血中胆红素的含量急剧下降。

新生儿期间，引起黄疸的因素相当多。除了生理性黄疸之外，绝大部分是病态的；只有母奶引起的黄疸为良性的，不必做进一步的检查和治疗。其他如败血症、肝炎、胆管闭锁或溶血性疾病引起的黄疸，就必须彻底查个清楚，并积极地治疗，小孩才有可能康复。

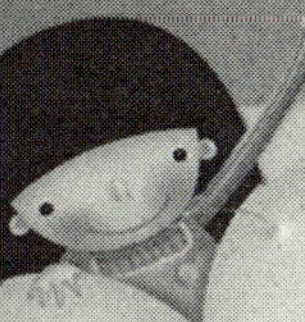

PART4

喂奶的问题

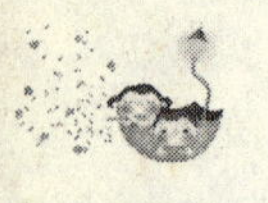

到底是喂母奶好还是喂牛奶好

刘太太生了个白白胖胖的小女孩，这是刘家的长孙女，一家大小当然欢喜异常。刘老太太总共养育了五个儿女，都已长大成人，但孙字辈的，这还是头一个。

刘老太太的五个儿女，出生后吃的都是母奶，个个健康得很，因此她认定了这个长孙女就是要喂母奶。刘太太在怀孕期间也读了不少育婴方面的书籍，她也知道喂母奶对婴儿是最好的，可是产假结束后，她必须回去工作。如果喂母奶的话，到了上班时该怎么办？所以本来就打算喂一般的婴儿奶粉，而今婆婆有这意思，她又不好违背，内心非常矛盾。

是喂奶的时间了，护士小姐前来询问是要喂母奶还是婴儿奶粉？若不喂母奶，要不要打退奶针？刘太太一时真不知该如何决定。

母奶优于婴儿奶粉是不争的事实。

狗吃狗奶、猫吃猫奶、牛吃牛奶、人吃人奶，这是天经地义的事。就算不做科学性的研究，凭着常识也可了解到最适合人类婴儿的奶是来自妈妈身上的母奶。

而母奶优于婴儿奶粉也是有科学根据的。母奶中的蛋白质、脂肪、醣类、维生素、矿物质的含量和比例，就婴儿的营养需求而言，是最完善的。所有的婴儿奶粉其实就是母乳（人乳）化的牛奶。牛奶中各种营养成分的比例和组成与人乳不尽相同。奶粉工厂以人乳的组成为蓝本，把牛奶中不适合或过多的成分剔除，再添加一些人奶中该有的成分，就形成了所谓的婴儿奶粉，其实就是母乳化的牛奶。

婴儿吸食母乳，不仅仅可以吃到足够的营养，母乳中所含的免疫球蛋白，还能保护婴儿的肠胃，比较不容易感染肠炎。而母奶清洁卫生，温度适中，不需冲泡，也是婴儿奶粉远远比不上的。婴儿奶粉的成分虽然不差，如果冲泡技术不好或用了不干净的水来冲泡，对婴儿反而

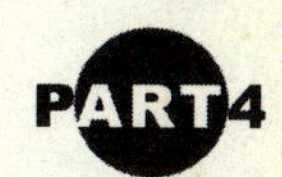

有害。

吸食母乳最大的优点，是在喂食当中所建立起来的那种亲子关系。婴儿贴在母亲的乳房上吸吮，他所感受的不仅仅是食欲的满足，他还会感受到那股肌肤之亲，而这点是用奶瓶喂食永远没法满足的。

由于我们已脱离农业社会，许多年轻父母都必须同时工作，才有办法在都市里过着起码的生活，因此要让小孩长时间吃母奶几乎是不可能的事。折中的方式是，产假的八周最好还是喂母乳，在产假结束前，就开始慢慢换成一般婴儿奶粉。有些妈妈本身体质太虚弱或身上有其他的病症，并不适合喂母奶，当然不要勉强；不过有些妈妈纯粹为了自己外形上的顾虑，以为喂母奶会破坏自己的身材，以这个理由而剥夺了小孩吃母奶的权利，就不应该了。

至于众多品牌的婴儿奶粉中，选择哪种较好？事实上，几个生产婴儿奶粉的知名大厂，其产品质量都非常接近，没有哪一种较好或哪一种较差，都是值得选择的婴儿奶粉。

母乳的优点

连系亲子关系

脂肪和蛋白质较易吸收

增强婴儿的抵抗力

不易产生过敏反应

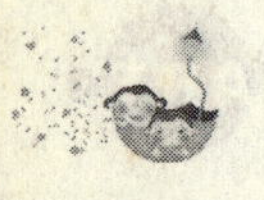

吐奶是正常现象吗

相信每个为人父母者都曾碰到小婴儿吐奶的现象，而把吐奶当做问题求医诊治的也不在少数。当一种现象是多数人经验到的，这种现象便多半是正常的，就医学而言，是属于生理性，而非病态性的。

刚开始，石家夫妇也以为他们的小千金吐奶，和一般婴儿吐奶没什么两样，过些时候便会好转。

石小妹妹每当吃完奶没多久，嘴角就会溢出一些牛奶，或是吐得脸、枕巾、衣服上都是。每次处理这种掺杂着酸味的呕吐物，总要让石太太忙上一阵子。

由于有时会把刚吃进去的奶吐个精光，所以石小妹妹很容易饿；饿了就只好再喂她奶吃，可是吃完又吐。

看过几次医生，照着指示喂奶、拍气，甚至服用药物，都不见好转；而且体重在出生时有三公斤，但到了两个月大时才多了半公斤。

每当亲友来时，都说他们的宝宝瘦得皮包骨似的，应该带到医院做彻底的检查。石先生口头上是答应了，心里却还存着观望的态度，总是希望明天小孩吐奶的情况会自行好转。

希望还是落空了，终于不得不把小千金送到医院。几天的检查，确定了问题所在。动了手术之后，石小妹妹真的不再吐奶了，体重与日俱增，再带回门诊复查时，已成了白白胖胖的小娃儿了。

婴儿吐奶的成因固然很多，但最多见的还是生理性的吐奶。

食物由口腔进入食道，再由食道进入胃，由胃至十二指肠、空肠、回肠，再到结肠（大肠），最后由肛门排出。在正常情况下，这是个单行道，进去的食物是不容许回头的。

要确保食物不会由胃逆流回食道，在食道的下端，接近胃的部位，设有一道关卡，是一种称作括约肌的肌肉组织，不让进到胃里的食物再回流到食道内。

婴儿的食道括约肌功能不成熟，所以作为关卡的管制效果不彰，吃进去的奶很容易混杂着胃酸流回食道，再回到口腔吐到外面。这就是婴儿容易吐奶的原因。

食道括约肌的功能随着婴儿的年纪而逐渐成熟，进而发挥关卡的作用，所以我们可以看到婴儿逐渐长大，吐奶的情形日渐减少。

这种生理性的吐奶，并不会影响小孩营养的吸收，不会影响到小孩体重的增加，所以不必太过担心。但是，有些婴儿吐的次数太多，要常帮他换洗弄脏的衣物，对于整日照顾他的父母而言是相当辛苦的，这时就要治疗。

所谓的治疗，并不一定要用到药物。除了喂奶时不要太急以免婴儿吞入太多的空气，吃完奶之后轻轻拍背以便多余的空气由胃排出之外，喂食之后婴儿的姿势也是预防吐奶很重要的一点。

喂食后如果让婴儿趴着睡或向右侧卧，可以帮助胃里的食物往十二指肠流动，而比较不容易逆流到食道。许多容易吐奶的婴儿，换成这种姿势之后就很少再吐奶了。

少吃少吐，多吃多吐。所以改成少量多餐的进食，对于易吐的小孩也是有帮助的。

至于石小妹妹的情况是个例外。有极少数的婴儿，食道括约肌的功能太差，又没有随着年纪的增长而逐渐成熟，这时小孩会吐得很厉害，影响到营养的吸收，所以会越来越瘦，体重都不增加。这时除了靠外科手术，在食道与胃的交接处制造一个关卡，防止胃里的食物回流到食道之外，就再也没有其他办法可以帮助这小孩了。

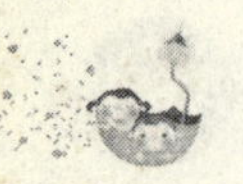

如何断奶？如何添加新的食物

不少妈妈在等待第一个小孩来临时，会看许多育婴方面的书籍，或不时地请教有经验的同仁或亲友。

多充实自己，多向人请教是件好事；但是太多的信息以及不同的意见，往往使得这些新手妈妈，真正面临小宝宝的问题时，不知如何抉择，不知如何处置。

小宝宝出生后，马上要决定是用母乳或是婴儿奶粉来喂哺，如果选定婴儿奶粉，又要从众多的品牌当中择一来用。接下去，奶量要如何增加？什么时候可以添加其他食物？刚开始添加食物时，哪一种食物较好？婴儿较大时，是不是要特别增加一些营养品？诸如此类的问题，是许多初为人母都会面临的，也是必须面对的。

断奶是婴儿成长中必经的过程，目的是要使婴儿接受奶以外的食物，学习用杯子或汤匙吃东西，而在饮食习惯上渐渐融入成人社会。

在出生后的前六个月里，充足的奶水是小宝宝唯一需要的饮食。但人不能一辈子只吃奶或一辈子用奶瓶吸奶，所以要慢慢地把这种习惯改过来。什么时候开始改呢？通常是在六个月大的时候。

选择宝宝六个月大的时候，开始添加新的食物，并且学习用杯子或汤匙吃东西是有原因的。这个年纪的婴儿已稍能坐挺，手会主动伸出去拿东西，口腔咀嚼的能力也已经有了，因此身心都准备妥当，可以接受新的食物、新的吃法。

首先该添加什么食物对宝宝较好，并没有定论。不过中国人传统的米食，是公认对小宝宝的消化系统最适宜的，因此我建议宝宝的第一种添加食品，选择米制品，不论是稀饭或是市面上现成的米粉（非成人吃的那种米粉，而是用米磨成，同麦粉性质一样的米粉）。喂食米粉或麦粉，绝不能加在奶瓶中让宝宝用吸的，这样就失去了喂食的意义。我们添加新食品，为的是训练宝宝咀嚼的能力，使他逐渐适应成人社会的饮

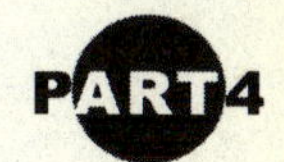

食，因此米粉或麦粉必须用水调成糊状，然后用汤匙一口一口地喂。

为了小宝宝排便顺畅、营养均衡，蔬菜泥或水果泥可以再试着逐项添加进去。每次添加都由少量开始，觉得小宝宝适应得很好了，再渐渐把分量加大。

蛋是营养价值很高的食物，但其中的蛋白较易使婴儿产生过敏反应，所以添加时只须添加蛋黄，千万不要把蛋白加进去。

一旦这些新添加的食物分量逐渐增加，小宝宝吃奶的次数自然逐渐减少，而达到断奶的目的。整个过程是非常自然的，最怕做父母的刻板地按照书本上的指示，搞得自己和小宝宝紧张兮兮。

最好的添加物，还是自家厨房做出来的东西。市面上许多瓶装或罐装的婴儿食品，既贵又不实惠，所以不要受到广告的影响，以为这些是最适合小宝宝的食品。如果我们了解小宝宝断奶和添加新食物的目的，就是为了学习正常人的饮食，而正常人的饮食根本不是靠那些瓶瓶罐罐中的东西，我想就不会再去浪费钱买那些罐装婴儿食品了。

准备小宝宝的食品时，不要有先入为主的观念，我们喜欢吃味道重的或甜的食物，也就如法炮制婴儿吃的东西。这样只会宠坏小宝宝，养成挑食的习惯。

不少人以为蜂蜜营养又好消化，是极适合婴儿喝的饮料，其实不然。市面上的蜂蜜都未经杀菌的过程，有些含有肉毒杆菌，成人或小孩吃了不会有事，但婴儿抵抗力差，吃了含有肉毒杆菌的蜂蜜，有时会中毒，呼吸会停止而导致死亡。所以周岁内的婴儿最好不要喂食蜂蜜。

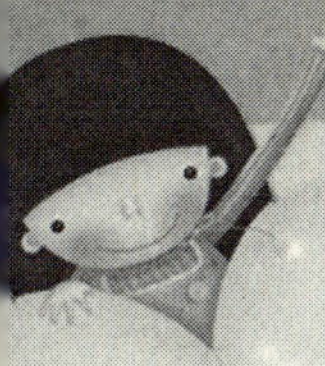

PART 5

婴儿时期的问题

泪水、眼屎过多

小光出生才十五天，各方面都没什么问题，就是眼角不时充满了分泌物，擦掉之后，过不多久又积了一堆。

小光的眼结膜看起来并不红，不像是有结膜炎的样子。把眼角的分泌物擦干净时，眼睛检查起来完全正常。不过，试过一些眼药水和眼药膏也没有看到什么效果。

教导小光的妈妈每天替小光在靠鼻梁的眼角处按摩数次，过了一个礼拜，小光的双眼就再没有分泌物沾黏在上面了。

泪水分泌过多或眼睛有许多黄黄的分泌物，第一个让我们想到的就是眼睛得了结膜炎。

新生儿由母亲的产道生下，体表就会接触到产道中的一些细菌，眼睛自不例外。母亲如果罹患淋病又没有彻底治疗，小孩生下来时眼睛会感染淋病球菌，而造成淋球菌眼炎，其后遗症就是双眼失明。另外，有一种夹膜杆菌则会造成结膜炎。因此新生儿在生下来之后，除了会注射维生素 K 以预防出血之外，眼睛也会点上硝酸银溶液或眼药膏，目的就是防范新生儿眼炎或结膜炎的产生。

结膜炎除了分泌物多之外，结膜本身会水肿、充血，看起来很红、很肿。但有一些新生儿眼角只见分泌物，结膜看起来却不红、不肿，这种情形多半是因为鼻泪管不通所引起的。

鼻泪管是连通内侧眼角与鼻腔的一个细小管道。我们大哭时，除了会流泪，鼻子里也会湿湿的，感觉有鼻涕，这是泪水经由鼻泪管流到鼻腔的缘故。

新生儿的鼻泪管本来就很窄小，极易阻塞，使得眼球上的一些正常分泌物不能经由鼻泪管流下，这些分泌物留在眼球上，时间一久，就使得眼角与睫毛上都积满了分泌物。

排除鼻泪管不通的方法很简单，就是每天固定按摩。

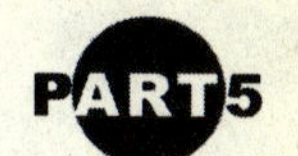

按摩的部位就是鼻泪管存在的部位，用手指由内侧眼角向鼻梁处顺势往下按摩，每天做四次，每次按摩十五下，过些天鼻泪管通了，眼睛的分泌物就不会再出现了。

如果自行按摩仍无法解决问题，就需要请眼科医师用极为细小的探针来打通鼻泪管了。

流汗引起的疾病

入夏以来，天气非常热，台北盆地除了热之外，湿气还特别重，只要外出稍做活动，马上就汗流浃背。

林家老二，是个九个月大的男婴，这个夏天也算是他所经历到的第一个夏天。

为了怕小孩子受凉生病，自出生以来，林太太一直将小孩穿得很暖，不管气候凉爽或温热，小孩身上都至少穿了三件以上的衣服。

由于习惯使然，尽管到了天气燠热的夏天，林太太也未曾酌量减少小宝宝身上的穿着，而家中的冷气和电扇更是不敢开动。

有一天，替宝宝洗澡的时候，怎么全身都是红彤彤的一粒一粒小米大的疹子，把林太太吓了一大跳。

稍有经验的父母，一眼就可以看出林小弟身上冒出来的疹子是痱子，医学名词称为汗疹。

我们的皮肤上分布有许多汗腺，在天气热的时候或运动过后，身上会流汗，就是由这些汗腺排放出来的。

人体为什么会流汗？这就牵涉到人类是一种恒温（定温）动物，为了维持体内温度于一狭窄的正常范围内（36.5℃至37.5℃），体内温度下降时，身体就要制造更多的热量来提升体温，若体内温度上升，身体就要尽快地把过多的热量排放出来。

举个例：运动时，肌肉不停地收缩，可以产生热量而提升体温。为了维持体温的恒定，这些过多的热量就借着出汗而排除到体外。

婴幼儿时期，体内的新陈代谢速率较快，为排除这些迅速产生的热量，所以出汗出得比较凶。往往稍微活动一下或是气温稍微上升一点，这些小孩，莫不个个汗流浃背，豆大的汗珠由头上冒出。

如果汗腺的流出管道不通畅，汗液蓄积在皮肤里面，就形成了所谓的痱子。痱子都是一小粒、一小粒，像大头针的头端那么大的疹子，会浮出皮肤表面，里面是澄清如水，但周围的皮肤往往都是红彤彤的。少的话只是分散的几个而已，多则前胸后背一整片都是痱子。

只要天气较为凉爽、干燥，汗疹很快就会消失。不过，台湾夏季湿热的天气较长，若要等候天气的改变而使汗疹痊愈，总要三个月以上的时间，那么长的时间让小孩汗疹缠身，是相当不舒服的。

所以应该利用家中的设备，如电扇可使空气流通，冷气可使室温与空气中的湿度降低，这些都可以使汗疹减少，当然小孩身上绝对不能裹着太多的衣服。

涂痱子膏或爽身粉，只是使小孩暂时得到凉爽的感觉，对痱子的减少没有实质上的帮助，最重要的还是空气的流通与室温的降低。

千万不要让婴儿久戴尿湿的尿布

由于现在的父母实行精简政策，小孩都生得比较少；相对的，对小孩的照顾就特别仔细。打从婴儿出生起，就想尽办法给他最好的。各种婴儿食品、用品、名牌衣服充斥市面，就是最好的明证。

范太太从怀孕起就细心照顾肚子里的胎儿，孩子出生后便辞了工作，在家全力全意地照料他。

可是尽管她照顾得非常仔细，小孩子还是问题重重，光是尿布疹就把她弄得晕头转向。

别人家的小孩得了尿布疹，涂涂药膏，让皮肤干爽三两天，疹子就全消失了；她的小孩则不然，药涂后才好了几天，不多久又复发，尿布包着的地方，已失去了婴儿皮肤的细嫩，取而代之的是一片粗糙。

尿布疹其实就是一种接触性皮肤炎，只是发生的部位在尿布包里，所以称作尿布疹。

婴儿的皮肤非常细致，也非常敏感，许多我们看似无害的东西，却会对婴儿的皮肤造成刺激而出现疹子。

通常尿布或纸尿布的质地都很柔软，婴儿穿在身上，如果干干爽爽的，多半不会出现尿布疹；不过，万一尿湿了又没有及时处理，这种潮湿的环境以及渗透其中的尿液，对婴儿的皮肤是相当大的刺激。所以我们往往可以看到尿布解开时，皮肤红彤彤的一片。让它透透气，吹吹风，凉爽一下，皮肤上的红晕很快就会退去。

从前的婴儿，天气热的时候，常常穿着开裆裤，省了换洗尿布的工夫，更没有得尿布疹的机会，一举两得。现在有了纸尿布，由于要花钱买的，所以有些人会等到非换不可的时候，才帮宝宝的尿布换掉。什么样的情形才非换不可？就是等到宝宝解大便，弄脏了尿布；或是尿水已湿透了尿布往外渗。以这种换尿布的方式来看，小宝宝一天当中绝大部分的时候，尿布四周的皮肤都是浸在尿水里，这样怎能不生尿布疹？

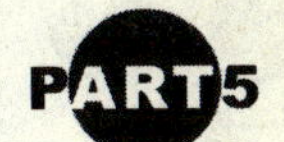

有的人喜欢自作主张，一看小宝宝出现尿布疹，就拿出家中现成的膏药涂抹上去。市面上许多治疗皮肤过敏的药膏都含有类固醇，成分和俗称美国仙丹的药近似，涂的次数太多，药中的成分经由皮肤吸收到婴儿体内，久而久之就会产生副作用，影响到婴儿的身体发育和对疾病的抵抗力。另外涂久了，皮肤也会变得粗糙。

有些婴儿的尿布疹，涂了药膏，结果却是越来越糟，原因不外下列两点：一是用错药膏；一是药膏本身对皮肤不好。婴儿的尿布疹，有时会并发念珠球菌的感染，念珠球菌是一种霉菌，一定要用治疗霉菌的药才有效。有些药膏本身就是一种过敏原，婴儿不涂还好，越涂尿布疹越严重。

其实只要真正勤换尿布，尿布疹就绝对没有产生的机会。一旦出现尿布疹，最简单也最有效的方法就是不再包尿布，让皮肤完全曝露在空气里维持干爽，尿布疹很快就会好。至于药膏并不是绝对不能用，不过应该听从医师的指示，不要自作主张，想涂什么就涂什么，才不会有反效果。

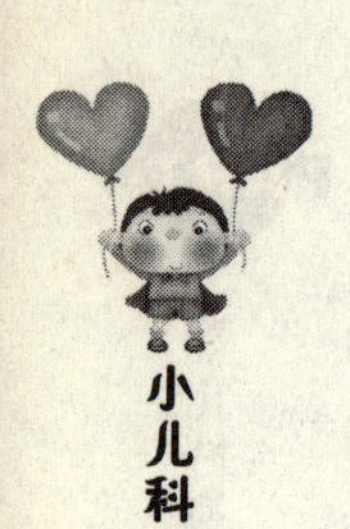

红色的胎记

小孩生下来，白白净净的皮肤上有时会有一些颜色不一样的斑块，像背部或屁股旁边有青青的一大片，我们称之为“蒙古斑”。这种蒙古斑到小孩大一点后，会自然消失。

血管瘤也可以算是胎记的一种，但过程就不一样了。

金太太的第三胎是个女孩，生下来时各方面都很正常，唯一的缺陷就是左眼的下眼睑有一个黄豆大、浮出皮肤的红点。

若红点一直维持原样，金太太也不会太在意。但天不从人愿，这个小点却随小孩发育成长，不仅越来越红，而且越来越大。请教医师，医师说是草莓样血管瘤，绝大部分在三到五岁之间即会自然消退，若不消退的话，将来就要靠镭射（激光）手术。

到了小孩三岁的时候，血管瘤没有萎缩的迹象，但好的是也没有继续长大。又熬了两年，果真如医师所预期的，血管瘤五岁的时候就逐渐缩小，现在小孩进小学了，眼睛下面已看不出血管瘤的痕迹了。

血管瘤有许多种，有些平贴在皮肤下，使得皮肤呈现一块红晕，有的则浮现于皮肤之上，呈现凸起的肿块，草莓样血管瘤即属于后者。

血管瘤是血管组织过度的增生所引起，属于良性的。长在皮肤上，对人体并无大碍，唯一的影响是美观，尤其是那些长在脸部的血管瘤。

血管瘤本身虽然是良性，但有些长在咽喉部或气管周围，则会阻塞住呼吸的通道，使得小孩呼吸不顺畅，甚至窒息而死。

草莓样血管瘤是因其浮现于皮肤上的外观，就如同草莓一般而有这样的名称。在小孩出生下来的前几个月，它的大小会随着小孩长大而逐渐增大，但不会无限制地大下去，到一定程度时就停在那儿。到三岁左右，草莓样血管瘤就会渐渐退化、萎缩，最后终于消失于无形。有的草莓样血管瘤要到五岁时才会自行退化、萎缩。

由于血管瘤是良性的，所以原则上是不必治疗。若为了美观的缘故，可以找皮肤科或整形外科用镭射或冷冻疗法，把血管瘤的颜色弄淡，以后在外出时，再涂些化妆品，便可以把它全部遮掩住。

长在气管周围或一些非常巨大的血管瘤，就必须积极的治疗，否则易有生命危险。治疗除了上述的镭射或冷冻疗法，还需加上副肾皮质素类（类固醇）的药物。

至于草莓样血管瘤，因会随着小孩的年岁增长而逐渐消退，所以不必积极的治疗。若太过积极，不等它自行萎缩就用镭射或冷冻疗法把它弄掉，有时会弄巧成拙，留下一道更为明显的疤痕。

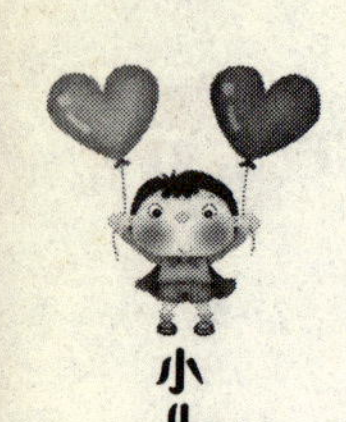

兔唇、裂颚

有个小宝宝刚一生下来，就马上被送到婴儿室来找我照看，一看到小宝宝脸上的缺陷，我知道我必须花费更多的心思与家长沟通。

这是个女婴，在她的上嘴唇正中偏右的部位，有深深的一个裂缝，一般称之为“兔唇”。果然，才刚从产后复原的妈妈看到小宝宝的样子，不由得哭泣起来。任先生在旁如何的安慰，情绪一直不能平静下来。她一想就想到久远以后的事，她怕小女孩长大之后会因为脸上的缺陷交不到朋友，无法找到理想的夫婿。

我们不能怪这位妈妈的想法，一般人看到这种外观上的缺陷，都会立刻想到对人际关系的影响。

在往后的几天当中，小宝宝的妈妈陆陆续续提出了许多问题，经过详细的解释后，终于能够坦然的接受事实。

兔唇和裂颚是人体面部发育的缺陷，于上唇或口腔内的上颚部出现裂缝。在胚胎时期，这些裂缝本来是存在的，但在发育过程中会慢慢愈合，出生时就没有这些缺陷。如果没有愈合，就会形成所谓的兔唇或裂颚。

兔唇或裂颚可以单独存在，也可以合并出现；可以是小小的凹陷，也可以是很深、很长的裂缝。

兔唇影响的主要是人的外观，裂颚则影响到小孩的吞咽和发声。

不论是兔唇或裂颚，都是需要整形外科手术的帮忙。许多家长一看到生出来的小孩有这种颜面部的缺陷，往往非常担忧，怕不好的外观影响小孩一生。事实上，由于整形技术的进步，在外科医师的巧手之下，外观可以矫正到看不出异状的程度。

一般而言，兔唇手术的理想时间是婴儿三个月大的时候，这时候手术容易做，危险性也远比更小的时候做少得多。

裂颚会影响小孩的发声，因此我们期望在小孩开始学讲话之前把它

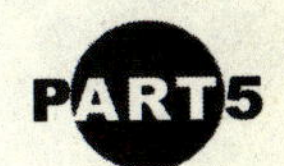

矫正好，时间就差不多是小孩一岁大的时候，因为一般小孩是在一岁左右开始叫爸爸、妈妈。在还没有手术矫正之前，裂颚会影响到小孩的吸吮和吞咽，所以喂食必须有点技巧，否则吃东西很容易呛到，这点是非常重要的。

通常护士小姐会教导家长如何喂食，等到父母的技术都很纯熟了，才让父母把小孩带回去。

生了带有缺陷的小孩，家长往往会问是什么原因，而我们却无法给他们一个肯定的答复。有这种缺陷有些是遗传因素，有些是药物的影响，但并不见得能找出确切的原因。

至于带有这种缺陷的小孩智商会不会有影响？我们只能说绝大多数的小孩智商是正常的。但智商本来就有个别的差异，无法预估哪一个小孩的智商正常，哪一个小孩的智商会比较差。

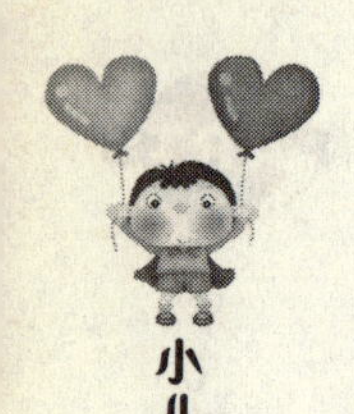

婴儿时期的腹泻

打从她的妈妈把她抱入诊疗间开始，我就一直在观察这小婴儿。长得眉清目秀，非常可爱。一接触到我，双眼就盯着我看个不停，偶尔还自发性地对我发出友善的微笑。躯干和四肢非常结实，应该是个健康宝宝才是。

可是妈妈却满面愁容，话匣一开，便述说个没完。归纳起来，内容只有三点：

一、她的小女孩常常拉肚子。

二、找了好多医院看过，换了好几种药，还是没有好。

三、到底该怎么办？

这个女婴六个月大，除了她妈妈所说的腹泻之外，一切都很正常。胃口很好，活力很好，身体有肉，体重也合乎标准。如果照她妈妈所讲的那么常拉肚子的话，小孩不应该养得这么好才对。

婴儿的胃肠功能较不成熟，比起成人或较大的小孩，确实较容易受到损伤而导致腹泻，不论是急性腹泻或慢性腹泻都是婴儿时期常见的问题。

急性腹泻通常是由病毒感染引起的，来得急，去得快，多半不会造成父母的困扰。慢性腹泻则是最令父母头痛的问题之一。

在了解慢性腹泻的原因之前，有必要先了解“腹泻”的定义。腹泻和便秘是相反词，这两个相反词则是相对于正常排便而产生。这怎么说呢？

所谓正常排便，并没有个定数，而是因人而异。有人两三天才解一次，解得很轻松，粪便不会很硬，这是正常排便。有人则每天都要上两三次厕所，但大便也不会稀稀水水的，这也是正常排便。

如果原来许久才排便一次的人，突然次数增加到每天一两次，大便性质也较稀，这就算是腹泻。而如果原来每天都会解一两次的人，突然

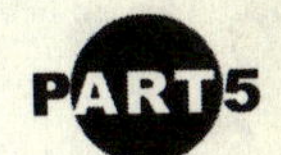

拖了好几天才解一次，而且大便又干又硬，这就是便秘。

所以，有时家长描述孩子的情况是拉肚子，其实并不尽然。前文中那位妈妈，她以为她的孩子是在拉肚子，但是细问之下，才发觉这孩子从小至今，大便的情形一直都是这样的，虽然每天都有三次左右，大便也不成条，但每次的量都不多，所以就孩子本身而言，这是她正常排便的行为，但妈妈主观地认定她是在拉肚子。

慢性腹泻的产生，多半是原先的肠炎没有治疗完全，使得肠黏膜的吸收功能受损，所以一吃就拉。这种孩子由于营养不能吸收，所以体重增加很慢，甚至不增加的也有。几个月下来，小孩就成了皮包骨，必须住院长期疗养才有机会复原。

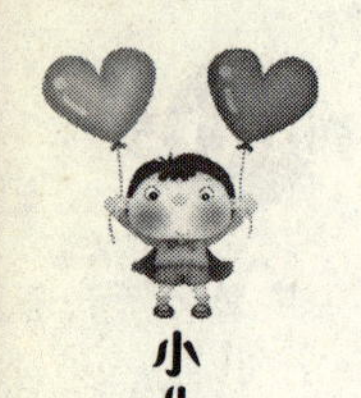

牛奶过量引起的腹泻

当奶奶抱着五个月大的小孙子踏进我的诊察间，向我述说孩子的问题时，我一直观察着他对外界的反应。这个男婴发育得很好，相当活泼与好奇，两眼灵活地东张西望，看起来应该没有什么大问题。

奶奶也带过其他的孙子、孙女或外孙、外孙女，常常替他们换尿布，所以对于婴儿的大便应该是什么样才算正常，经验算是相当丰富，但这个孙子的大便却与众不同。说他的大便是拉肚子，又没有稀稀水水的；若说是正常的话，也不尽然。别的小孩的大便都是一条条的能够成形，他的却是糊糊的，像一摊烂泥巴，而且每天都要解两到三次。

听了奶奶的描述，我再请教她小孩吃奶的情形。由于他的胃口很好，泡多少牛奶他都能喝下去，所以每次他饿的时候，奶奶就泡了满满的250毫升的牛奶给他喝。一天喝个四五瓶牛奶是常事。

我请她酌量地减少喂奶的量和次数，奶奶一脸狐疑。但在我的解释与坚持之下，她终于同意回去试试看。一个礼拜之后，她很高兴地告诉我，小孙子已经能解出成形的粪便了。

事实上，我们不应该称上述的排便情形为腹泻。但由于大便糊糊的不成形，而且次数较多，一般人如果不了解，多半还是会把这种形态的排便称作腹泻。

牛奶的味道很香，用奶瓶喂时，小孩用吸的，又很轻松，因此喜欢喝牛奶的小孩多，而厌恶者少。碰上一些胃口较大的婴儿，能够一瓶接一瓶地喝个精光，家长看到小孩爱喝，心中的感觉多半是正面的，也就是说，他既然能喝就尽量让他喝。

有的婴儿很容易哭闹，为了安抚小孩，许多人会马上冲瓶奶塞到小孩嘴里，不知不觉中小孩就喝了大量的牛奶。

上面这两种情况，都有可能造成牛奶过量而无法完全吸收。我们可以回想，小孩的发育过程，并不一定是喝得越多、长得越快。过量的牛奶，如果无法被肠子吸收，势必变成粪便排出。这时排出的粪便就会糊糊的不成形，像一团烂泥巴，而且一天会解数次。

当婴儿的粪便出现这种情形时，我们可以根据婴儿的体重算出每天应当喝多少牛奶才不致过量。如果真的喝太多牛奶，只要把每次喝的量减少一些或减少吃奶的次数，婴儿的排便就会逐渐恢复正常，能解出成形的粪便。

而婴儿每天该喝多少奶才算适量？若以婴儿的体重来算，每公斤体重泡 150 毫升的牛奶就是每天所需的奶量。但六个月以上婴儿开始添加其他食物时，奶量就不需再增加；通常一岁以内的婴儿，每天所需的奶量不超过 1000 毫升。

婴儿啼哭

不论在急诊室或门诊的时候，常常碰到年轻的夫妻抱着一个看似十分正常的小宝宝来求诊，问题是：小宝宝一直哭个不停。

有的是睡着以后突然哭醒；有的是日夜都会莫名其妙地大哭起来；有的哭一下就停了，有的却哭不停；有的把他抱起来就不哭，放下去马上又哭了；有的任你怎么样哄也是照哭不误。

由于不了解婴儿哭的原因，也不知道该如何应对，往往给整个家庭带来很大的压力，不知小宝宝到底发生了什么事。

小婴儿无法用语言与外界沟通，因此他有所需求而无法满足或身体不舒服时，自然以哭来表达。小婴儿不太哭或让人觉得十分安静，反而不好，很有可能脑部有问题或病得很严重。所以婴儿会啼哭是件好事，至少它告诉我们，婴儿对内在的需求或不舒服有所反映。

常见的啼哭原因如下：

肚子饿和口渴

肚子饿了就会哭是天经地义的事，不论婴儿是吃母奶，抑或吃牛奶都是如此。比较起来，按固定时间喂食的婴儿更容易哭，所以较好的方式是等小宝宝饿了，有需要时才喂他。至于小宝宝到底是肚子饿还是口渴引起哭泣，有时无法分别。唯一能做的，就是上、下午各喂他一次糖水或开水。

缺乏身体的接触

宝宝哭的时候，把他抱起来，立刻就不哭，表示宝宝需要亲密的身体接触。如果宝宝哭，确实是要求身体的接触（要人去抱他），做父母的虽然累些，还是应该去抱他。如果一时忙，没法子去抱他，可以将他用毯子紧紧地包起来，有时也可以暂时让他安静下来。

肠绞痛

两周大到四个月之间的婴儿常有肠绞痛的症状，也就是莫名其妙地号啕大哭，喂他牛奶、给他奶嘴或抱他起来，都没法使他停止哭泣。肠绞痛并不是肠子有病变，不必去理它，时间到了自然就好。

胀气和溢奶

婴儿吃奶时，往往会把过多的空气给吞进去，而使他不舒服或把奶溢出来。这种小孩最好是用背的，小孩被背时所呈现的姿势，最容易把胃里过多的空气排出来。

生病了

宝宝生病时不会开口讲话，他就用哭来表达。这时就需要请医师帮忙鉴定，到底小宝宝是不是有其他如肠套叠、肠阻塞、睾丸扭转或脑膜炎等需要紧急处理的毛病。

太疲倦了

婴儿兴奋过度，很累但又睡不着时会很难受，自然也会用哭来表示。

与亲人分开

较大一点的婴儿会认人，一看到母亲离开时或母亲不在眼前，或是有陌生人靠近，也会大哭起来。

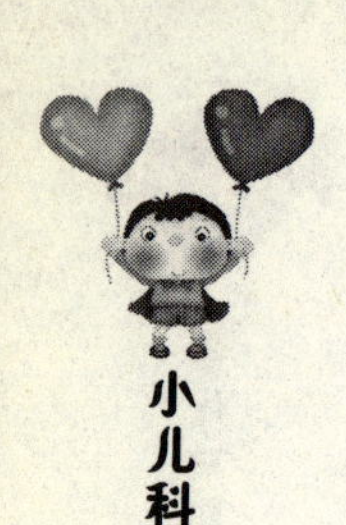

夜里睡不安稳

较大的婴儿有的睡不安稳，夜里一下子就醒来，要人抱与要人陪他玩，否则就哭个不停。

尿布湿了或脏了

以成年人的想法，想当然认为，尿湿了裤子或大便解在上面，一定很不舒服，所以婴儿会因此而大哭。事实上，婴儿并不以为忤，倒是帮他换尿片时，有些婴儿会被惹哭。

为人父母者，一定都会经历小宝宝莫名其妙哭泣，却又不能确定是什么原因的时候，不必灰心，绝大多数的小孩都是这样成长过来的，我们小时候也是如此。

肚子痛也是不可小觑的疾病

婴儿莫名其妙的突然哭闹不安，会令每一位父母惊慌，不知宝宝发生了什么事情，或是身体什么部位不舒服引起疼痛。

秦小弟弟两个月大时就出现过这种现象。他常常会突然地号啕大哭起来，全身弓成一团。怎么样抱他、安抚他、给他奶瓶都没有用，哭了一阵子，又完全好了。事后看起来就和平时完全一样，一点也不觉得哪儿有病。有时想带去医院看，但还没出门，哭声又止住了。

小婴儿肚子饿了会哭、尿布湿了或解大便会哭、衣服里太紧不舒服会哭、太热了汗湿身上会哭，这些是秦太太很了解的。但秦小弟这种不明原因的哭，是秦太太心中挥不去的疑问。医师告诉她，这是小孩的肠绞痛，过些时候自然会好。而真的，过了两个月之后，秦小弟弟的这种现象就不再出现，秦太太才完全释怀。

引起婴儿反复哭闹的原因很多，前面提到的肚子饿、尿布湿是常见的原因，而肠绞痛也是其中之一。

引起肠绞痛的确实原因仍不清楚，但也许是跟婴儿的肠蠕动功能不成熟有关，也有人认为是牛奶中的成分不适合所引起的。

不管真正的原因为何，这不是一种病。除了痛得大哭之外，小孩没有其他的症状。小宝宝没痛的时候，表现完全正常，能吃、能睡、能玩、不吐、不拉、不发烧。哭的时候，真的是所谓“号啕大哭”，而且好像肚子很痛的样子，身体会弓起来缩成一团。

由于肠绞痛不是病，不去管它，过些时候也会好，所以原则上是不必做任何处理或治疗。但为了缓和宝宝的疼痛，在肠绞痛发作的时候，可以在肚脐周围抹些薄荷油或用热毛巾敷在肚皮上并轻轻地按摩，多少都有点帮忙。次数实在太多的话，可以加些整肠的药或换吃其他种类的奶粉。

肠绞痛虽然是一种良性的症状，但诊断一定要请教专家，绝对不可

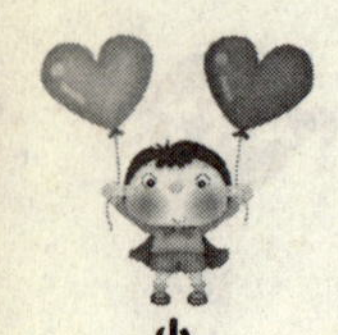

自己妄下判断。婴儿时期有许多胃肠道的疾病，开始时的症状也是莫名其妙的肚子痛，痛得号啕大哭，而其实里面已经有肠阻塞、肠套叠等病症存在。如果一时疏忽，耽搁太久才就医，有时会产生很严重的并发症，像腹膜炎或肠坏死等。

像上述这些肠子病变所引起的症状，绝对不光只是肚子痛，通常小孩会吐得很凶，肚子会胀起来，大便有时还会带血。而更重要的一点是，纵使不痛的时候，小孩脸上的表情不会像肠绞痛时那样轻松，总是给人一种不太对劲的感觉，只要注意观察，就可以看出小孩的肚子痛是不是有问题。

婴儿的心脏还有别的声音

陈太太带着刚满四个月大的欣怡来健儿门诊，准备打第二剂的三合一疫苗和小儿麻痹口服疫苗。

照例，在注射疫苗之前，门诊的医师都会替小宝宝做些例行的检查，除了看看整体发育的情形之外，还要听听心脏和肺部。许多先天性心脏病的小孩，就是在做这种例行性的检查时发现出来的。

门诊的刘医师听得很仔细，确定欣怡的心脏处有一个小杂音，不过是什么性质的杂音一时无法判断。听到小宝宝心脏有杂音，陈太太心里又急又慌，一直问我该怎么办。幸而心脏科的医师很帮忙，马上就替欣怡做了心脏超音波检查。发现欣怡并没有先天性心脏病，她的心杂音是所谓的“功能性杂音”，对身体无妨，可以毫不理会它。

我们常形容心脏跳动的声音为“碰咚、碰咚”，事实的确如此。心脏是个大泵，它把流回心脏的血液打到全身各处。使人体的细胞、组织和器官有足够的氧气和养分来进行新陈代谢。这个帮浦的出、入口处各有瓣膜把关，心脏跳动时发出来的“碰咚”声，就是这两处瓣膜关闭时所产生的声响。如果我们把心脏想成一间房间，瓣膜就是这房间的两扇门，一管进，一管出。我们进到房间，关上入口处的门，关门的声音就是第一个心音，我们出去时关上出口处的门，这时关门的声音就等于是心跳的第二音。

如果这个房间的墙上有破洞，出、入口处的门太窄或关闭时关不拢，就会出现一些杂音，也就是“碰、咚”这两声心音外，听到咻咻的杂音。心脏一旦出现杂音，往往表示心脏有某种缺损，亦即有心脏病，最多的是先天性心脏病，其次是风湿性心脏病。

虽然许多先天性心脏病会出现心杂音，但并非没有杂音就一定没有先天性心脏病。有一些先天性心脏病一点心杂音也听不到。相对的，听到心杂音也并不一定表示心脏就有问题，在儿童身上常听到的“功能性

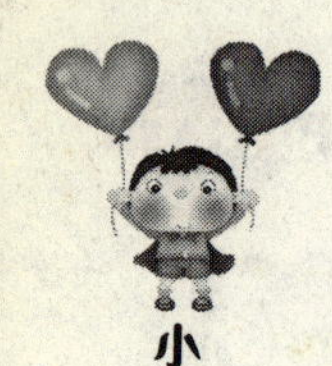

杂音”即为一例。

功能性杂音代表的意义是：有杂音的事实，但没有心脏的病变。这种杂音常出现在孩童身上，而且往往是暂时性的，如发烧的时候或运动过后，都可能出现这种功能性杂音。很可能前几天看感冒时，没有任何杂音，而今天医生却说有，一个礼拜之后再去检查，杂音又消失了。有时候，做家长的就被这种情况搞迷糊了。

现在有心脏超音波扫描仪器，可以很快地确定心脏有无缺损或病变。所以，一旦听到医师说小孩有心杂音，不必太过焦虑，找到小儿心脏专科医师，用听诊器听过之后，再做超音波检查，立即可以分辨出是否为无碍人体的功能性杂音。

小儿疝气

八个月大的刘小弟弟，长得非常活泼可爱，唯一的问题是阴囊有时会肿起一团。

这是刘太太在替小宝宝洗澡时不经意看到的。由于不一会儿，阴囊肿起的那一团就又消失，一开始她并没有太在意。不过，同样的事情后来又发生过几次，尤其是小宝宝哭得凶时，阴囊特别容易肿起来，就只好求教他人了。有经验的邻居马上想到“疝气”的可能性，便带到医院检查，果真就是疝气。

疝气是指位在某一个腔室的组织跑到另一个腔室内。腹腔内的肠子跑到胸腔或阴囊，或是左侧的肺脏有部分跑到胸腔右侧，都属于疝气。最常见的疝气种类是肠子由腹腔跑到阴囊里面，称作“鼠蹊疝气”。

鼠蹊疝气的形成是因为腹腔与阴囊间存留一个通道，使得肠子有机会由腹腔内坠到阴囊中，因此之故，一般又称这种疝气为脱肠。当小孩哭闹的时候，腹腔压力增加，肠子比较容易掉到阴囊内，因此小孩哭的时候比较容易看到疝气的肿块。

鼠蹊疝气的根本疗法是外科手术。这是相当简单的手术，再小的小孩都可以接受，手术时间约十五分钟，当天开完便可回家。

市面上有一种号称可以治疗鼠蹊疝气的鼠蹊带，穿在身上，借着紧束的压力，意图把疝气压住，不让肠子脱出。这种方式只是掩人耳目而已，对疝气本身一点治疗效果也没有。如果有人说他小孩的疝气是穿戴鼠蹊带而好的，这小孩一定本来就没有疝气。

有时脱垂到阴囊的肠子会卡在里面而无法缩回到腹腔内，时间一久，肠子就会卡死，这时再动手术的话，就必须连坏死的肠子一起切除。因此，一旦诊断有鼠蹊疝气，最好也是唯一的治疗就是外科手术，如果因为不开刀而出现并发症，反而得不偿失了。

引起阴囊肿起来的原因不只疝气而已，阴囊积水也是常见的原因，

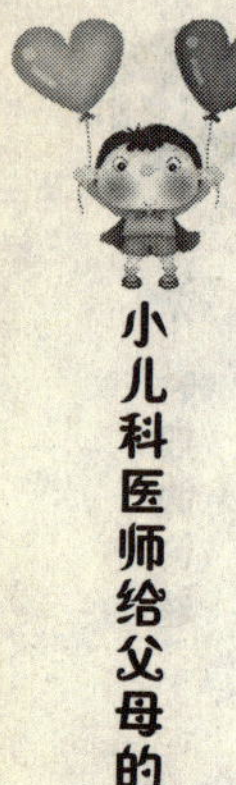

不过阴囊积水多半会在一岁之内就逐渐消失，就算一直存在着，对小孩也不会有任何坏的影响，所以动不动手术都无所谓。

如果阴囊内的肿块感觉很结实、很硬，而且有越来越大的趋势，就必须考虑肿瘤的可能性，必须开刀做详细的切片检查。

附注：鼠蹊疝气也会发生在女孩子身上，这时肿起来的部位可能是在鼠蹊部或阴唇上。

睾丸少一个

这是意外发现的事。

在洗澡的时候，妈妈感觉到雄儿的阴囊不太对劲，右边可以摸得到睾丸，左边却好像空空的。

带他让医师检查，确定了左边阴囊里面没有睾丸，后来是靠开刀，把留在腹腔里的睾丸移到阴囊内的。

就男性而言，在胎儿的时候，两个睾丸最初都是躲在腹腔里面，到后来才逐步的往外移动，最后穿过鼠蹊部来到阴囊内。

在睾丸由内往外移的过程中，并不见得一帆风顺。有的会停留在半途，也就是停留在鼠蹊部，没有到达最终的目的地——阴囊。更严重的，则一直停留在腹腔内，丝毫没有移动。这时候，我们检查小孩的阴囊时，就会发现到里面空无一物。

睾丸留在腹腔内如果没有害处，我们也就可以不必去理它了。然而，事情并不这么单纯。留在腹腔内的睾丸，久而久之，制造精子的功能便破坏无遗，尤有甚者，有些还会有恶性的变化，演变成恶性肿瘤。因此，每一个男婴出生时都必须详细检查阴囊内有无睾丸，如果阴囊内没有睾丸，必须立即求医，确定治疗方针。

一部分的小孩，自出生到一岁之间，睾丸还有机会由腹腔往阴囊内移行。因此，通常我们可以先等到小孩一岁大的时候，如果睾丸还是没有降下来，就考虑用一些荷尔蒙类的药物，希望借着荷尔蒙的作用，使睾丸能降到阴囊内。如果还是不行的话，最后一步就要靠外科医师，开刀把留在腹腔内的睾丸移到阴囊内。开刀的时间最好不要超过两岁，睾丸的功能才能保留下来。

由于睾丸在天气冷的时候会缩回去，因此有时会误以为小孩的阴囊内没有睾丸。事实上是睾丸悬在比较高的位置，这时只要仔细地触摸，还是可以摸到睾丸。明明原本就有睾丸的，一时却又摸不到，十之八九

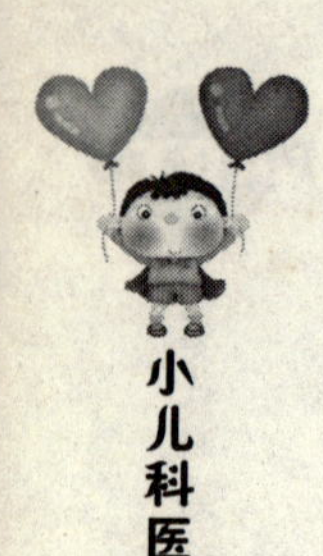

都是睾丸回缩的缘故。

睾丸在下降途中突然停止，不再降到阴囊内，谓之“隐睾症”。有时睾丸已降下来却没跑到阴囊内，就称作“睾丸异位”。

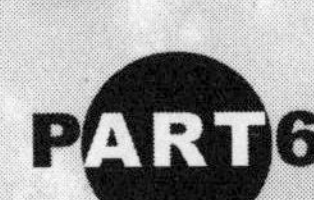

PART 6

饮食和营养

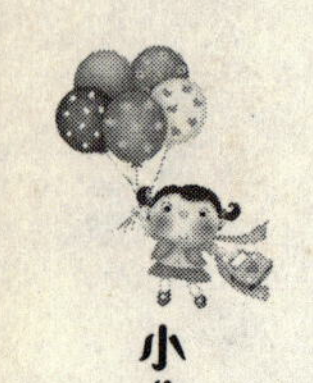

要怎样吃才够营养

健儿门诊当中，小宝宝多半是来接受预防注射的。通常我们会附带做一些简单的健康检查，做一些卫教，同时回答家长提出的问题。

预防注射的手册当中，详细说明了注射疫苗之后可能引起的一些反应，所以很少家长会提预防注射的问题，最常碰到是有关小孩健康方面的问题。

有一位太太带了一大一小，两个小孩来接受预防注射，两个小孩都很好、很健康，但是她还是担心小孩营养不够，是不是该补充些营养食品或维他命。

她会有这样的疑问，是因为她两个小孩的肤色看起来不大好，不像别人家的小孩，脸色红彤彤，像熟透了的苹果。

这不仅是她个人的问题，事实上许多家长也都有同样的问题。

在民生物资非常匮乏的年代，能够吃饱就要谢天谢地了，哪有人会去管好不好吃或够不够营养。而近几年来，物资越来越丰富，大家不仅讲求吃饱，还要讲求吃得好、吃得营养。

就身体健康而言，“营养不良”有两层意义：体内缺乏某种营养成分，这是营养不良；体内贮积了太多无用甚至有害的成分，这也是营养不良。前者可举非洲饥民为例，由于缺乏食物，每一个都骨瘦如柴；后者则可举胆固醇过高为例，由于吃得太好，造成动脉硬化，血管栓塞。

在台湾地区成长的这一代，只要小孩没有病，就不会有营养不良的现象。至于要怎样吃、吃些什么，小孩才够营养，是不需吹毛求疵的。

我们常说“均衡的营养”最为重要，但有许多小孩这也不吃、那也不吃，是不是就会造成营养不均衡而导致营养不良？

当然不会那么严重。有些小孩是顽固得一点蔬菜也不吃，但他喜欢吃水果、喝果汁；有些小孩闻到鱼的味道就避之唯恐不及，但他肯吃牛排和炸鸡；有些小孩任何肉都不肯沾一下，但他喜欢吃荷包蛋。在我们成人的眼中，这些小孩都很偏食！不过他不喜欢吃的东西，其中的营养成分却能由其他的食物来补充，所以就身体而言，他摄取的是均衡的营养。

只要家中备置的食物是多样性的，也就是说常常变换食物的种类，就能确保小孩得到足够的营养。某些东西也许是越贵越好，但就食物而言，却是越便宜的越好，越便宜的表示吃的人越多，大家都吃得很适意的食物，对身体当然只会好不会坏。所以，照顾小孩不要像供奉太上皇，精挑细选，买些昂贵而珍稀的食品，越大众化的食品对小孩的健康越好。

至于小孩的脸色不好，是不是就表示营养不良？答案当然不是。皮肤的颜色得自遗传，我们是黄种人，肤色本来就较黄。如果晒了太阳，皮肤变黑，肤色更是难看。家长们觉得小孩脸色不好，是想成每个小孩的脸色都应该白里透红才对。这种想法用在白色皮肤的人种也许是正确的，用在我们黄种人就完全错误。只要小孩身体好，身高、体重都在标准之内，脸色的问题不必去计较。

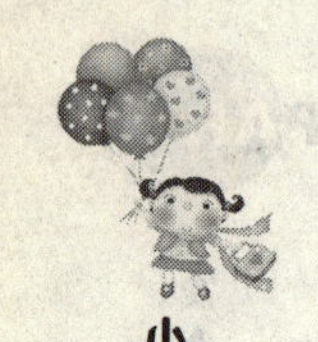

吃得太少可以吗

许多关心孩子的妈妈，常常会拿自己的孩子与别人的孩子比较，最常有的疑问是：自己的小孩为什么吃得比别人少或体重为什么比别人轻？程太太的小孩就是一个活生生的例子。

打从婴儿时期开始，程太太就对这个结婚多年才怀孕出来的结晶，呵护得无微不至。家中育婴丛书一大堆不说，小孩稍有异样或与书上所言不合，便会打电话来问我。有时电话里讲过还是不放心，挂了电话，便匆匆忙忙的把小孩抱来诊所。

我记得这小孩小时候，程太太常常抱怨他吃得太少，体重也比别人家的小孩轻。但是检查起来，小孩子各方面都很正常。不过，奶量吃得稍微少一些倒是真的，体重虽比不上胖小孩，也是落在标准之内。

虽然我曾再三跟她强调，小孩子绝对没有营养欠缺或体重不足的问题，但程太太为了同样的问题，还是再问了我好几次。

当程小弟弟进入国中后，发育上壮得很，胃口也好得很，程太太也不再为他烦心了。

固然每个人每天都必须吸收足够的营养才能生长发育，但同样是六个月大的婴儿，甲一次能喝足200毫升的牛奶或吃完一碗的麦片，而乙却喝不到150毫升就不喝了，麦片或稀饭更是一口也不肯咽下去。甲和乙这两个婴儿，到底谁有问题？到底谁才是正常？

要回答这问题之前，我们心中必须先认识到，每一个独立的个体与其他的个体之间，一定存在着某些差异，并不是说有这些差异就一定表示小孩不正常。

讲到小孩的饮食，彼此间的差异更是大。有些小孩一碗饭，三两下就吃个精光，有的却一口饭含在口中嚼了半天还是没吞下去。

比较能吃的小孩子，也许较胖或个头较大；吃得少的小孩也许个头较小或较瘦，但其他方面，如运动、心智和精力等，两者间并没有差异。吃得少的小孩照样精力旺盛、活力充沛。

很显然的，这些胃口小、吃得少的小孩并没有营养不足的现象；也就是说，除了吃得较少之外，他们和一般小孩一样，是完全正常的。

曾有一位妈妈带了一个九个月大的女婴前来门诊，她说小孩这三天几乎没吃什么东西，奶瓶才塞到嘴里又吐了出来，会不会有什么问题？女婴发育得很好，很喜欢跟人玩，体重也有九公斤之多，不曾往下降，所以这是个正常的女婴。

至于她吃得这么少难道没关系吗？如果她不吃，体重减轻，人瘦下去，精神又变得很差，这是有问题的。相反的，虽然吃得极少，但精神还好得很，体重也没往下掉，便没有问题。

为什么有些小孩吃得那么多，有些又吃得那么少呢？

人的饮食需要是根据体内的新陈代谢而定，代谢快、消耗多的人自然吃得多，反之则吃得少。这些吃得少，精力仍很旺盛，体重也不减轻的小孩，他们身体内的新陈代谢量没有那么高，所以便不需要吃太多东西，就有足够的营养可提供生长发育的需要了。

食欲欠佳

五岁的小虎，人非常的机灵聪明，但就是瘦了一些。比起幼儿园里的玩伴，人家个个长得壮壮的，他却仿佛小了人家一号。

暑假里，小虎和姐姐回到外婆家住，外婆看外孙女还长得挺壮的，怎么外孙却瘦得像个猴子，一副营养不良的样子。

虽然小虎玩起来还是挺有劲的，可是外婆越看越不放心，尤其看到小虎三餐只吃那么一丁点儿，几乎没吃什么东西，于是找到居家附近的王小儿科诊所。

王医师听了外婆的叙述，又替小虎做了详尽的全身检查，就跟外婆说小虎没病不需要抽血化验，也不需要吃任何药。外婆听了很不以为然，明明小虎吃得很少，也很瘦，怎么说他没病？

到底是外婆的想法对呢，还是王医师的对呢？

小孩不肯吃东西，是令很多家长头痛得一件事。

是不是小孩吃得太少，就表示有问题呢？答案当然不是。

正常的小孩，其食量的多寡，完全由其本身身体的需要而自动调节。就如同人“饿了自然想吃，口渴了自然想喝水”的道理是完全一样的。

刚出生的婴儿，为了因应身体发育所需，所以吸奶吸得很快，量也多。如果不喜欢吸奶，或吸一点点就不吸了，即表示婴儿有病，不可等闲视之。

到了周岁左右，许多家长会发现到小孩的食量减少，甚至每天吃的奶量还不到以前的一半；固然这与添加了副食品有些关联，可是食量减少最主要的原因，是这阶段的小孩，其身体的发育速度自然缓慢了下来。这时体重不会增加得很快，自然就不需摄取多量的食物。

在小学的阶段，体重多半呈稳定的增加，所以食量不会有明显的改变。一旦食量大增，就可看到小孩的体格急速增长，体重也会明显的

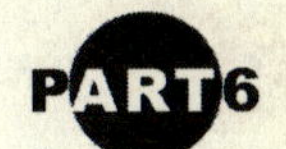

增加。

青春期的青少年，正值发育最快速的时候，因此这时的孩子，个个莫不胃口大开，食欲好得不得了。

所以食量的多寡，完全是人体依据本身的需要而调节的，并不是吃得少就表示食欲差，吃得多就表示食欲好。

然而人生病时，也往往会出现食量减少、食欲欠佳的情形。一个小孩吃得太少，是自然的生理现象，或是疾病缠身的警讯呢？只要仔细观察小孩的行为，便能找出答案。就小虎而言，他虽然吃得少，人也很瘦，但精力旺盛、活力充沛，这样的表现当然没有生病的迹象。反之，如果一个小孩除了吃得少之外，整个人的精神也差，没有什么活力，就可以断言小孩一定有毛病，应该进一步检查。

有些家长喜欢要求医师给小孩开出开胃的药。如果了解小孩食欲好坏与食量多寡的前因后果，就可以知道所谓“开胃”的药都是多余的。事实上，许多促进食欲的药，吃久了都会产生严重的副作用，对小孩的坏处远大于好处。

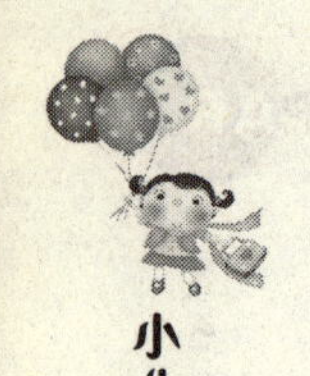

促进食欲的药

王妈妈一家人，大大小小，每个人的身材都属于壮硕型，只有幺儿除外。这幺儿的身高在同学中比起来还算中等，但体重就差人太多了。外边的人看他们一家人，老把幺儿当作别人家的孩子。

由于这幺儿食量也少，王妈妈就到处打听，哪儿有方子可以促进她幺儿的食欲，让他的体重增多一些。最后终于问到了一家中药店，据说那家的开胃散具有神效，有不少小孩吃了之后便胃口大开，大人也不例外。

果然，王妈妈的幺儿吃了开胃散之后，同样胃口大开，体重逐日增加，再也看不到消瘦的影子了，而今，确是非常的壮硕。

两个月过去了，王妈妈的心头却出现了些许疑惑，为什么幺儿胖得不成人形了？整个人胖胖的不说，那张脸就像满月时的月亮那般圆，身体也长出许多黑毛，还有一粒粒像粉刺又像青春痘的东西。是什么原因会这样呢？

所谓的“开胃药”有许多种，但这些药其实不是用来刺激食欲的；促进食欲只是这些药物的副作用。由于市场上有需求（许多家长希望小孩食欲大开，快点长得壮一点），就有人提供这些药。

这些药包括哪些呢？凡是含有副肾皮质素（或称类固醇）或雄性荷尔蒙成分的药，都有促进食欲的副作用。大家所比较熟知的“美国仙丹”即为一例。

副肾皮质素是很有用的一种药，许多疾病都非它不可。肾病症候群、红斑性狼疮、重症肌无力、严重的气喘或皮肤过敏、休克等，往往会用到副肾皮质素，说它是救命仙丹也不为过。雄性荷尔蒙则可用于隐睾症、某些肿瘤或子宫内膜异位症。

这些药在治疗疾病时，固然效果很好，但用久了，还是有许多副作用，而且这些副作用对小孩的伤害相当大。

副肾皮质素会使人的抵抗力减弱，变得很容易感染；有些人会血压升高，有些人会出现糖尿的现象，有的人的骨头会变松而很容易骨折。人变胖，脸变圆，体毛增多，青春痘增多，则是每个长期用药的人都会出现的。

雄性荷尔蒙用于成长中的小孩，会使骨头的发育受到影响。骨头会提早闭合，而没有办法继续长高，所以个子反而变得矮小。

小孩的生长发育完全是自行调节的，青春期时发育迅速，自然胃口大开，食量惊人；而在生长速度较慢的阶段，食量自然减少。为人父母者必须有此认识，否则一味要求增进小孩食欲而滥用“开胃药”，虽求得一时的体重增加，却换来一大堆的副作用，岂不得不偿失！

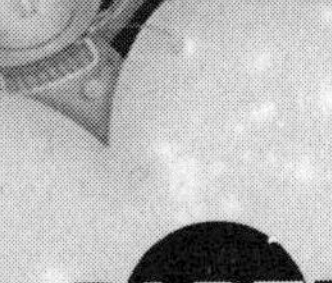

PART 7

不是问题的问题

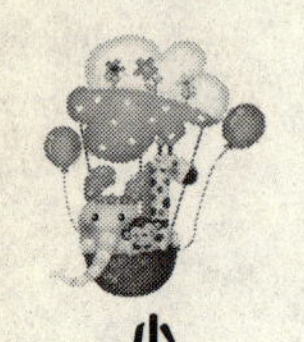

肤色不好

每个人总希望自己的儿女长得白白净净，一眼望去就是一副健康宝宝的架势。事实上，由于营养充足，我们现在看到的小宝宝，肤色多半都非常白净、匀润。尤其是电视或报章杂志上的婴儿用品或儿童服饰的广告上，每个小宝宝或小男孩、小女孩，没有一个不是这个模样。

在门诊，许多看起来十分健康的小孩，父母觉得他们的肤色黝黑或偏黄，没有一般印象中小孩该有的白润，便怀疑小孩营养不良或有肝病，而要求抽血检查是否有贫血或肝炎的迹象。

中医讲究望、闻、问、切，“望”就是观察的意思。经由肤色的变化，确实可以瞧出一些疾病的端倪。

然而，影响肤色的因素相当多，遗传有影响、饮食有影响、曝晒于阳光下也有影响，因此以肤色来诊断疾病是相当不准确的。

就皮肤的黑或白而言，牵涉遗传的因素很大。通常遗传会影响皮肤黑色素细胞的多寡。欧洲的白种人，皮肤之所以白，就是黑色素细胞少的关系，而非洲的黑种人，相对的黑色素细胞很多，黄种人则介于白种人与黑种人之间。

经过烈日曝晒，黑色素会增加，因此皮肤颜色会加深。白种人会晒成白里透红，黑种人则黑上加黑，黑得发亮，黄种人晒过之后肤色最难看，黄里透黑或黑里透黄。

食物当中含有胡萝卜素的木瓜和胡萝卜，吃太多的话，会使皮肤变黄，尤其手掌和脚掌处特别明显。

如果真有贫血或肝炎的问题，除了肤色苍白、蜡黄之外，通常还会有其他的症状，如人会觉得很容易疲倦、胃口也很差。做父母的，由于日日与小孩相处，可以很明显地感觉到小孩子的肤色、精神与胃口，由好转坏的整个变化过程。

肾上腺机能不好的小孩，皮肤上的黑色素细胞会越来越多。因此，

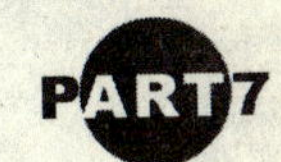

小孩就算是没有曝晒于强烈的阳光之下，肤色也会越来越黑，除了肤色变黑，小孩还会有呕吐、倦怠、胃口不好等症状。

绝大部分父母觉得肤色不好的小孩，其实都没病。肤色是不好看，没错，但是并没有病。肤色之所以看起来较差，不外乎前面所提的因素的影响。这些小孩不会有营养不良的现象，不会有贫血，也不会有肝炎，所以抽血检查都是多余的。

总之，肤色不好固然是某些疾病的表征，但绝大多数的小孩，肤色之所以难看，还是肇因于遗传、日晒或饮食的缘故。

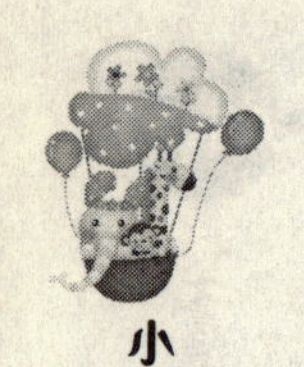

个子瘦小

七岁的武雄属于瘦小型的孩子，家中的姐姐和妹妹长得比他还壮硕。每次妈妈带他们出去应酬，亲戚朋友都误以为他是排行最小的。许多人同时会表示关心，说是他营养不够啦，或是需要补一补啦，弄得做妈妈的面子挂不住，仿佛亏待了这孩子似的。

因为孩子长得较瘦小而来求诊的小孩已越来越多，可能跟社会的经济成长、生活日趋富裕有关。由于物质条件较好，这一代的小孩不论身高、体重，都比上一代强许多，相对的，较为瘦小的小孩就特别惹人注目。

武雄虽然个头较小，但肌肉还颇结实的。他的活动力和智力，与同年纪的小孩相比毫不逊色，如果不跟他的姊妹比较，一点也不会觉得他的瘦有什么问题。在我们眼前出现过的这类型小孩很多，所以一眼就看得出来武雄其实一点问题也没有。不过还是花费了一番工夫，才让武雄的妈妈释怀。

块头大或小，体型胖或瘦，和遗传有关。但事情总有例外，所以有些个子小的家庭，会冒出个鹤立鸡群的高个子孩子；相对的，有些大块头的家庭，也会冒出个头小的孩子来。只要小孩各方面的发展都很正常，就不必介意个子的大小。

如果个子的瘦小是由于潜在的疾病所引起，如有先天性心脏病合并心脏衰竭或先天性代谢异常，无法好好吸收营养等，除非潜在的病因除去，否则补充再多的营养，也是无法改变个子小的事实。

至于市面上贩卖的许多补药，号称能使小孩长得壮、长得高，其实都是不确实的。这些补药不是含有美国仙丹——类固醇的成分，就是含有雄性激素，吃这些药对小孩而言，就等于揠苗助长，不仅无益，反而有害。

只有在体内生长激素缺乏所造成的矮小症（或称侏儒症）时，注射人工合成的生长激素，可以使身高增长一些，使这些矮小症的小孩成年后的身高，与一般人的差距可以稍微缩短。

至于单纯的个子小，但没有其他的毛病，注射生长激素的效果如何？通常效果不是很显著，所以注射的话，很可能的结果是花费了上百万元，而身高还是没有增加多少。

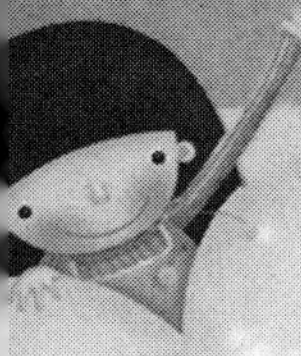

PART 8

动作、语言和智能的发展

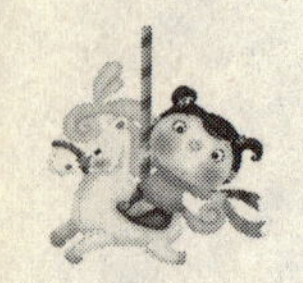

两岁还不会走路

林太太的老大是个男的，大约一岁时就开始学步，现在已经四岁了，一切都很正常。

老二是个女的，各方面的发展都比她哥哥慢了许多。一般小孩在七八个月大时，坐得就相当稳，她则根本坐不住，一放她坐下，她立刻就倒下去。

一岁左右，该是放手学走路的时候，她才稍稍能坐一下，而且也不是坐得很稳，稍微碰她一下，就倒向一边去。

林太太这时心中已有些许疑虑，这个妹妹可能有问题。不过，婆婆要她不要烦恼，她看过许多小孩，发育就是慢一点，结果还是长得好好的。

直到小孩两岁大了，仍只会爬而不会站，更不会走路，讲话也只会发出“爸爸”、“妈妈”的音，林太太就不再理会婆婆的说辞，径自把小孩带去医院检查。

每一个小孩出生以后的成长发育过程，看起来是非常自然的事，只要时间到了，该走路就会走路，该讲话就会讲话。其实这个成长过程，牵涉了极其复杂的步骤。

一般小孩，随着年纪增长，逐渐发展出正常的动作和语言，是因为大多数的人都有正常的脑，正常的脑逐渐成熟，才使得我们能按部就班地发展出正常应有的各种功能。

有些不幸的小孩脑功能较差，就会影响到他动作和语言的发展，临床上表现出来的，就是各方面的发展都远比一般小孩慢。

脑功能不好的原因很多。脑组织先天发育不良，脑组织有先天性感染，生产时脑部缺氧，或在婴儿时期脑部受到创伤、感染或缺氧，都会破坏脑细胞，进而影响到小孩动作、语言和智能方面的发展。

某些先天性新陈代谢方面的疾病也会影响到脑的发育，如先天性甲状腺机能低下。因此，若能于出生后不久就诊断出这些疾病，并立即给予治疗，就不至于出现症状。

某些染色体异常的病人，如唐氏症候群的小孩，脑的功能也不好，如果能够于怀孕初期就由绒膜细胞或羊水细胞诊断出来，站在优生学的立场，可以把胎儿拿掉，以免出生后带给整个家庭和社会更大的负担。

也有一部分小孩，没有前面所讲的那些情形，但还是有发展迟缓的现象，像林太太的女儿就是这样的例子。这些小孩到大一点的时候，做个智能测验，往往会发现到智商比一般小孩低。

林太太的婆婆所讲的情形并不是不可能，但多半有家族性的遗传。如，爸、妈幼年时的发展过程也都慢人一拍，大一点时就又赶上一般小孩。而他们所生的老大，也是开始时的发展比一般小孩慢，后来又追上了；如果他们生了老二，老二的动作发展也落于人后，这时就比较能肯定地预测，老二将来也一样会是正常的。

婴幼儿粗动作的发展

三至五个月的婴儿可以用手臂把胸部撑起来

六至九个月的婴儿可以坐得很稳

七至十二个月的婴儿爬得很好

十二个月大的婴儿能扶着东西站得稳稳的

一岁半的小孩不用人牵就走得很好

两岁的小孩已会用脚去踢球

婴幼儿细动作的发展

搭积木的能力：

十八个月叠两块积木成直塔状

二十四个月叠六块

三十个月叠八块

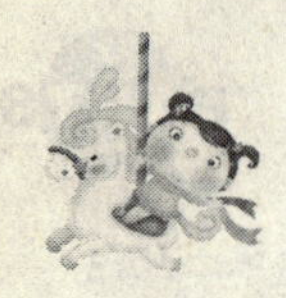

三十六个月搭成桥

四十八个月搭成城门

七十二个月搭成阶梯

画线条的能力：

十五个月胡乱画

二十四个月想画出垂直线或圆圈

三十六个月能依样画出圆圈

四十八个月依样画出十字

五十四个月依样画出正方形

六十个月依样画出三角形

大脑因受伤害引起的神经方面的问题

徐先生和徐太太结婚多年都不曾怀孕，后来拜生殖科技的进步，一怀孕就怀了三胞胎。这三个小宝宝不待足月就急着从妈妈肚子里出来，就是所谓的早产儿。早产儿除了体重轻之外，在出生后的一段日子还有可能出现许多并发症，包括呼吸窘迫症、脑出血、脑缺氧、肠坏死、视网膜病变等。三个小兄弟，有两个熬不过这一连串的难关，相继在出生后第五天和第七天便离开人世。

幸存的一个小宝宝在加护病房的保温箱里度过了两个月的时光，其间也数度在死亡边缘挣扎，经由护士和医师的悉心照顾，徐太太和徐先生终于能把宝宝带回家。可是小宝宝回去之后，吸奶的能力一直不很好。半年过去了，眼睛还是不和人接触，不会用眼睛盯着东西看；全身上下包括躯干和四肢都非常僵硬；头会一直往后仰，没有办法挺立起来。

后来终于确定小宝宝有脑性麻痹的现象。徐先生和徐太太一度相当灰心，但还是听从医嘱，给予小宝宝积极的复健。两年下来，小宝宝虽还不会走，但已可以到处爬了。

凡是大脑受到伤害而产生神经方面的后遗症，其实都可以算是脑性麻痹。不过一般称作脑性麻痹的，是专指小孩的脑细胞受到损伤而出现症状者。

脑部受损的情形可能在妈妈的肚子里就已经产生了。先天性脑部感染、先天性脑部畸形，或妈妈有妊娠毒血症等，都可能伤害胎儿的脑部，而在将来出现脑性麻痹的症状。

出生的时候难产或脐带卡在颈部，小孩会缺氧而导致脑部受损。早产儿会发生的一些并发症，包括呼吸窘迫症、脑出血、败血症等，也同样会使小孩脑部缺氧或缺血，而产生神经方面的后遗症。

婴幼儿时期，头部意外伤害、脑炎或脑膜炎、先天性新陈代谢疾

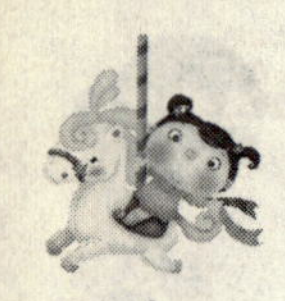

病，是较为常见的导致脑性麻痹的原因。

脑性麻痹的典型症状是四肢僵硬、不会坐、不会站也不会走路，动作的发展慢一般小孩很多。除了动作差人一等之外，有的小孩语言、听觉、智能也不好，有的眼睛还有斜视的情形。

依据症状的轻或重，有的脑性麻痹一眼就看得出来，有的则需反复检查并长期追踪，才看得到脑性麻痹的迹象。许多病童的父母，最先注意到小孩与一般小孩不一样的地方，是他的动作发展比较慢，后来才诊断是脑性麻痹。不过，小孩动作发展比较慢的原因很多，绝对不能因为小孩动作发展得较迟缓，就很武断地认定他有脑性麻痹。

现在的复健医学涵盖很广，有物理治疗、职能治疗、语言训练、特殊教育和心理咨询等各方面的专业人才，同心协力为小孩营造出更为美好的将来。以往认为毫无希望的脑性麻痹小孩，现在经由复健医学的帮忙，往往能够站起来走路，甚至求学、就业都不成问题。

智能不足

我的门诊病人当中，不少小孩经诊断为智能不足之后，就再也没有回到门诊追踪检查。所以这些小孩后来到底怎么样了，我一点概念也没有。胡家老幺美美是个例外。

胡先生和胡太太都受过高等教育，目前都在教育文化界工作，成就不凡。结婚多年，育有二子一女。老大、老二相隔两年，从小到大，一切都很顺利，几乎没让爸妈操心过。老幺是女儿，隔了八年才怀孕生下这他们最想要的女儿，心中之喜悦自不在话下。

但随着女儿逐渐长大，内心的喜悦就渐渐被忧虑所取代。因为这老幺的一切，跟两个哥哥太不相同了。不论是学走路、学讲话都比哥哥慢很多，反应也不像哥哥那般敏锐。起初，他们以为这是各个人之间的差异，没什么关系，大一点就会好些。谁知，时间并没有让他们的期望实现，进了小学功课就是跟不上。

当他们了解到美美有轻度的智能不足，内心着实不平衡了一阵子，不愿意接受这事实。这种情绪上的反应是必然会有的，不过，没多久他们就把心中的气馁化为积极的态度，为美美寻求最好的教育环境，如今，我相信任何人初见到美美，绝对不同意美美有智能方面的障碍。

智能不足的原因很多，脑受过伤、脑缺过氧、脑发过炎，都可能使脑细胞损坏而产生智能不足的现象。先天性甲状腺机能低下的小孩，如果没有早期发现并给予治疗，将来的智商一定很低。染色体有问题的小孩，如唐氏症候群（蒙古症），智商多半不正常。不过也有不少小孩像胡先生和胡太太的幺女一样，智能不足的原因无法确定。

一旦父母知道自己的小孩确实是智能不足，一般家长的反应是不愿意接受事实，继之则希望有“补脑”的药来帮助小孩。家长的这种期望是很容易了解的。市面上的药局也充斥了多种号称能够补脑的药，但在医学上，至少到目前为止，还没有任何药被证实能对我们的智慧有所

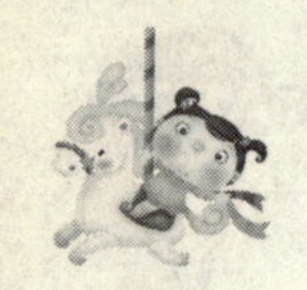

帮助。

对智能不足的小孩唯一有帮助的是特殊教育，也就是学校里启智班的课程。有些家长不愿接受小孩智能不足的事实，不让小孩读启智班，硬把小孩塞到普通班里，结果小孩什么都没学到，反而自卑感很重，这种观念对小孩完全没有帮助，反倒害了他。

现在的启智教育发展相当进步，如能让小孩按部就班接受这些教育，往往这些小孩就能成为社会有用之人，而不需要家庭长期的庇护。在台湾地区，启智教育的水平不差，但献身于启智教育的人太少，这是美中不足的地方。

智障的程度与影响

轻度智障（可接受教育）：智商五十二到六十七之间。经由特殊教育可学习认字。如果接受职业训练，能做简单的工作并受人雇用，能独立生活。

中度智障（可接受训练）：智商三十六到五十一之间。经由训练，日常生活可以自行处理，如进食、更衣、盥洗等工作都能自己来。在有人监护的情况下可以受人雇用，做些极为简单的工作。

重度智障（可接受训练）：智商二十到三十之间。日常生活中的许多事情，如穿衣服、洗澡等，都需要人监护和帮助才能完成。

重度智障（无法训练）：智商十九以下。凡事皆需依赖别人，完全无法自行处理。

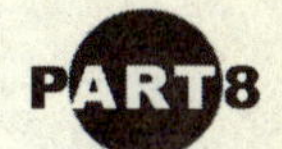

已经三岁了，怎么一句话也不会讲

谢姓夫妇育有一子一女。女的是老大，已经五岁，就读幼儿园中班，学讲话的过程，可以说是按照育婴手册上所叙述的一样，按部就班地发展出来。现在已经很会说话了。

老二是男孩，现在刚满三岁。一岁左右，还听到他发出“爸爸”、“妈妈”的声音，以后就再也没有听到他讲话了。跟他讲什么他都懂，要出去玩、要吃东西、要上洗手间，他也会用动作来表示，但就是不会讲话。

如果不管他不讲话的事实，谢小弟看起来是个完全正常的小孩。但做母亲的总是不放心，尤其跟老大一比，讲话的能力差了那么多，到底问题出在哪里？

语言是具有高度智能的人类发展出来作为沟通的媒介，其他的动物，不论飞鸟走兽，都只能发出叫声、吼声，而没有语言，可见语言是后天学习而来的。

为了学习语言，首先必须要有良好的接收系统，能把外界的音源确实的传递到脑子里面去。其次，是要有一个完整正常的大脑功能，把听进去的声音深印在脑海里。再其次，还需要一个健全的发声器官，由大脑发出命令要我们讲话时，才能发出正确的声音。

良好的接收系统包括了正常的耳朵和听神经，以及听神经与大脑联系的线路。这个部分如果有了问题，音源传不到脑子里，小孩就不晓得如何发音、讲话。先天性脑部感染、脑部缺氧、黄疸过高、后天性的脑炎和脑膜炎、中耳炎或家族遗传的听神经障碍，为听力不良导致不会讲话的主要原因。

完整正常的大脑功能，意指拥有一个健全的语言中枢，除了可以接收外界的信息，知道别人在讲什么，还能发出命令，要求发声器官讲出能够让人理解的话。脑部的任何伤害，包括脑部缺氧、脑部出血、脑

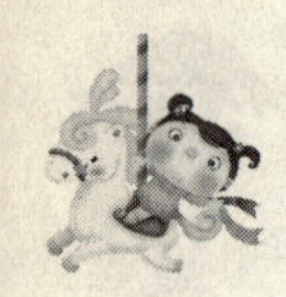

炎、脑发育不全等，还有重度的智能不足，都有可能使语言中枢受损而失去学习语言的能力。

健全的发声器官包括两部分，脑部通到这些器官的线路必须很完整，口腔、舌头、嘴唇、声带的结构必须是正常的。有了健全的发声器官，发音才会正确，人家也才听得懂。

能不能讲话，会不会讲话，主要牵涉到听力正不正常和大脑功能好不好，发声器官主要的影响是构音、咬字的正确性。

临床上，小孩子不会讲话的最主要原因，是听觉不好；不是完全聋，就是仅存些许的听力。如果听力没有完全丧失，可以借助助听器，增强小孩的听力，协助他学习讲话。如果听力完全消失，则需配置人工电子耳。

小孩很晚才开始学讲话，而且进展很慢，最常见的原因是大脑功能不良。也就是到了三四岁还不会讲话的小孩，结果七八岁时却能讲了，多半是智能不足的小孩子。当然有少部分的小孩仍属智能正常，这些小孩多半有家族性遗传的倾向，或是爸爸或是妈妈小时候也是比较晚才开始会讲话。

现在有很好的语言治疗师，可以帮助这些不幸的小孩发展出正常的语言，所以发现小孩两三岁了还不会讲话，应该立即就医检查。及早治疗，让他早日发展出人际间最便利的沟通工具——语言。

听力和语言的发展

一至三个月

听到大的声音会惊吓；听到熟悉而轻柔的声音会安静下来。

眼睛会转向声源处。

饿或不舒服时会哭。

三至六个月

会发出叽咕声向人示好，开始牙牙学语。

为了寻找声源，整个头会转过去。

六至九个月

会咯咯地笑，会模仿声音的抑扬顿挫和节奏。

听到母亲的声音会很快地把头转过去。

会很专注地听人讲话。

九至十二个月

开始发出有意义的声音，并且了解一些单字和手势的意义。

听得懂的较能说的多很多。

十二至十八个月

开始会注意人家跟他讲的话。

能自发性地讲出一些单字；能模仿别人说的单字。

能听懂简单的指示。

能叫出他所熟悉的人或物的名称。

十八个月至两岁

能用的词汇更多，了解的也更多。

能说出自己的名字。

开始用两个以上的字组成词句。

两岁至两岁六个月

玩耍时会自言自语。

会开始发问，并用到“你、我”等代名词。

喜欢听简单的故事。

两岁六个月至三岁

会很专心地听故事。

开始会描述一件东西或事情。

开始会数一、二、三、四……但并不了解数目代表的数量。

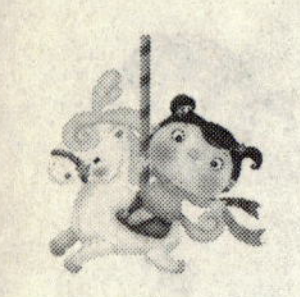

舌系带太紧跟讲话有关吗

一般小孩到了一岁左右就会叫“爸爸”、“妈妈”了。随着年岁增长，字汇越来越多，讲的句子也越来越长，这是正常的语言发展过程。

但钱家小弟弟现在已经两岁，却连爸爸、妈妈都还不会叫，钱太太就开始担心了。由于钱小弟弟舌头下面的那根舌系带远较一般的紧，钱太太听说舌系带太短会影响讲话，就要求把舌系带剪断，希望钱小弟弟从此便能开口讲话。然而，钱太太的想法是正确的吗？她的期望能实现吗？

舌系带在舌下面正中央，是联系舌头与下牙床内侧的一条肉状组织。只要把舌尖往上卷起来，就可以很容易地看到这个构造。

一般而言，只要舌尖能够超越嘴唇，伸到口腔外面，舌系带就不算太短或太紧。如果舌头伸不出来，或伸出来时，舌尖正中部位出现凹陷，才表示舌系带太短或太紧。

舌系带太短或太紧，对于人体并没有任何妨碍，无论是咀嚼、吞咽、说话都不会受到影响。

小孩子不会讲话的原因，最常见的是智力太差，其次是有听力障碍。

语言的学习和发展，需要有正常的听觉能力，能把外界的声音传到脑里；需要有正常的大脑功能，接收传进来的信息，同时能把命令传下去，叫我们的口腔和舌头发出正确的声音，讲出别人听得懂的话来。

听觉不好的小孩没有办法接受到正确的声音，因此虽然他能发声，却发不出正确的声音。因此聋哑的人，其实根本原因在于聋，哑只是结果。如果有很好的语言治疗或是使耳聋的人听觉复原，聋者一定能讲话。

小孩听觉没有问题，跟他讲话似乎有些也听得懂，但却一句话也不会说的小孩，追究起来，绝大部分都是智力有问题。这些小孩随着年纪

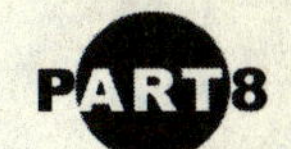

增长，语言能力多多少少会有些许进步，不过也许到了六七岁才开始说话，而且只会说些有限的词汇或简单的句子。

另外有少部分的小孩，听觉正常，智力正常，却一直不肯开口讲话，这些小孩一旦开始说话，就是一箩筐的话出笼，这种情况往往有家族性的遗传倾向。

自闭症的小孩，对人、对事、对物，都是不理不睬的，有时家长也会以小孩语言问题来求医。

结论是，舌系带太紧或太短，与讲话的功能完全无关，就算把舌系带剪断，使舌头能伸缩自如，也无助于小孩语言的发展。

初生

能看、能听、能吞咽。喜爱爸爸、妈妈与他谈话，向他微笑疼爱他，他也喜欢鲜艳的玩具。

第四个星期

能开始辨认妈妈，当妈妈与他谈话时，能模仿开合小口和能随着声响方向而转动。喜爱躺在父母怀里。

第八个星期

能微笑，能转侧及眼睛能随着妈妈走动而转。喜爱别人向他微笑，更喜爱鲜艳颜色的玩具和悦耳的音乐。

第十六个星期

能坐、能手握玩具和能将手放在眼前好奇地观察。喜爱坐着观看周围。

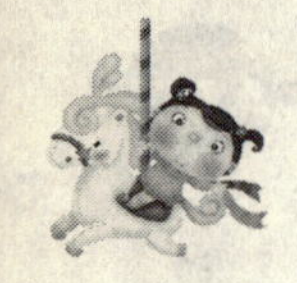

头老歪向一边

两眼往前看时，头不由自主地偏向一侧，就算是正常的小孩，偶尔也会出现这样的动作。

今天来到诊所的这个小男婴，也有同样的问题。他的脸老是爱朝向右侧，如果在他的左侧逗弄他时，一般小孩会马上把脸转过来，他却无法完全把脸转向左侧。如果硬把他的头转过来时，他就大声哭闹起来。

由于睡觉的时候，头也是一直朝向右侧，所以头形也睡歪了，后枕部一边变得比较平，另一边则较凸出。

仔细替他检查过后，发觉到颈部左侧的肌肉有一团硬硬的肿块，转介给小儿外科医师开刀之后，小孩的头就可以向左、向右转动自如了。

上述小男婴的情形，医学上称作“斜颈”。

控制我们头往右或往左转的肌肉，叫做胸锁乳突肌，在颈部的左侧和右侧各有一条。右侧的胸锁乳突肌收缩时，头就转向左侧，即脸部朝左；左侧的收缩的话，头就转向右侧，脸部朝右。

如果单侧胸锁乳突肌出现血肿，血块吸收之后，局部就会纤维化，纤维化之后，就会在局部产生硬块。这时胸锁乳突肌就较为紧缩，而把头拉向对侧。这是斜颈较常见的原因。

颈椎有毛病，或颈部肌肉发炎或化脓，由于痛的关系，小孩也会不由自主地把头歪向一侧，以减轻疼痛的感觉。有一种瘤叫做神经母细胞瘤，会分泌一种神经毒素，也可以使小孩的头部不由自主地歪向一侧。

斜颈的处理原则，第一步当然是找出病因，然后才能对症治疗。像前面所讲的肌肉局部纤维化而引起的斜颈，就要请小儿外科医师把纤维化的肌肉切除，使胸锁乳突肌能放松，斜颈的问题就解决了。

有些小孩的斜颈并不严重，虽然头老是喜欢朝向一侧，但在旁边逗弄他时，他的头还是能够转过来，这时只要常常诱导他，使他的头能转过来，到大一点的时候也许斜颈就会消失，并不一定需要手术治疗。

如果斜颈很严重，又不去管他时，除了头形会变歪，甚至脸形也会变得一边大、一边小，很不美观；而由于头是斜斜的，所以看东西时往往只用到一只眼睛，另一只眼睛久而不用就产生弱视。因此，对于小孩的斜颈，绝对不能大意。

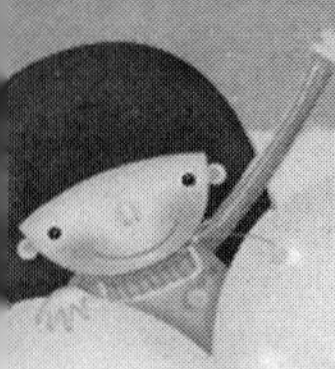

PART 9

神经方面的问题

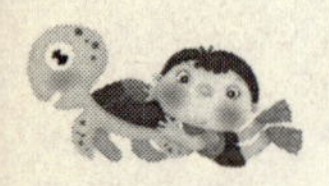

嘴歪一边

昨天，趁着假日，刘太太带小孩到木栅动物园，大伙玩得非常尽兴。

早上起床，只见老二那个小男孩，讲话的时候嘴巴歪到左边，喝牛奶时，牛奶不时地由右边嘴角流出来，而右眼也老是开开的，没有办法闭起来。

刘太太看过年纪大的人有这种现象。以前的人都说是被风吹的缘故，昨天木栅动物园的风也很大，该不会是同样的情形吧？

刘太太不放心，也不让小孩上学了，赶紧带到附近的儿科诊所找医师。医师诊断为右侧面神经麻痹，开了几天的药要小弟弟服用。很幸运的，两周以后，小弟弟的麻痹现象就完全消失了。

我们的脸能做出喜、怒、哀、乐等各种不同的表情，是因为有许多肌肉牵动眉、眼、鼻、口，而控制我们脸部肌肉的神经就是面神经。

老年人脑中风时，嘴也会歪向一边，不过这时的病变处是在大脑里面。面神经之上还有发号施令的中枢，中风时，损坏的地方就在这儿。

面神经从脑干出来时，要先钻过头骨上的小洞，才能到达脸上的肌肉。在这整个过程中，许多原因都会破坏面神经而出现面神经麻痹的现象。脑干长瘤、脑膜炎、头骨骨折，都可能出现歪嘴、眼睛闭不拢的面神经症状。生产时，用产钳夹出婴儿时，有时也会压迫到面神经，而使新生儿产生面神经麻痹的症状。

不过，一般最常见到的是如同刘家小男孩的情形，找不出任何特定的原因。也许前几天曾经感冒过，也许是前一天吹了冷风，隔天起床就发觉一讲话嘴巴就歪到一边去。

这种突发性、没有特定原因的面神经麻痹，绝大部分在往后的数周到数个月之内，会逐渐痊愈。在发病初期，有些药还有帮助，若拖了好几天才就医，则吃不吃药最后的效果都差不多。

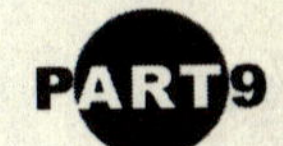

很多人会问：既然麻痹了，做物理治疗会不会好一点？经验告诉我们，不管是热敷、按摩或电疗，对面神经的痊愈并没有实质上的帮助，但是做了也无害，所以真的想这样做也是可以的。

少数不幸的病患，面神经没有办法完全复原，这时要怎么办呢？如果眼睛闭得上，嘴歪得也不厉害，就不必做任何后续的处理。相反的，眼睛整天都闭不起来，导致角膜结膜得不到泪液的滋润而发炎，或是讲话时嘴歪得很厉害，这时就需要整形外科的专家帮忙把缺陷矫正过来。

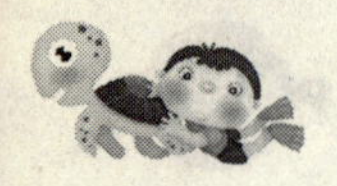

头痛

小虎今年就读小学三年级，生性活泼，个性开朗，资质不差，在学校的课业总维持在中上的阶段，与同学的相处非常融洽。身体相当健康，很少因病而请假缺席。

小虎有个说大不大、说小不小的毛病，就是偶尔会喊头痛。由于痛得不很厉害，而且过一会儿就好了，小虎本身并不在意，妈妈看他平时好好的样子，也不怀疑他有什么问题。

可是最近情形不一样了。小虎的头痛变得非常剧烈，过去头痛时他还能吃、能玩、能看书、能看电视，现在一痛起来，就仿佛要他的命似的。什么事都做不好，只想钻到床上睡觉，有时还会有恶心，甚至呕吐的现象。

为了这个头痛，妈妈把小虎带给小儿神经科的医师检查，确定脑袋里面没有长瘤，小虎的头痛属于血管性头痛。

许多人以为头痛是成人的专利，无忧无虑的小孩应该不会头痛的，事实不然。

小孩和成人一样，会有不同种类的头痛，最常见的是血管性头痛，亦即一般人所熟知的“偏头痛”。学理上称之为血管性头痛，是因为疼痛之产生是头部血管不正常的收缩和扩张而产生的。

典型的偏头痛，顾名思义，应该是头痛的部分偏在头部的侧面；但小孩的偏头痛并不见得有这种特征。成人偏头痛发作时，往往会有些预兆，如眼睛怕光或看到黑点或视野模糊等，小孩则通常没有。剧烈疼痛时会伴随恶心、呕吐的症状，则是成人和小孩都有的。痛的程度，可轻可重，轻则隐隐作痛，重则痛不欲生。

偏头痛的特征是不定时且反复发作，一痛起来，可以痛上好几小时，甚至拖到一天以上。头痛并不见得会有明显的诱因，可能是无缘无故就痛起来，也可能是吃了含味精过多的食物，或受到某些压力或睡眠不足而引发。

一旦偏头痛出现了，最简单的治疗方法，就是找一间不见光线而又安静的房间，好好睡上一觉，往往一觉醒来就不痛了。若仍旧痛的无法入睡，就需借用止痛药，成人的话，喝杯浓咖啡也会有不错的效果，因为咖啡中的咖啡因对偏头痛有止痛的作用。

偏头痛有家族性遗传的倾向，往往父母有偏头痛，小孩也同样会有偏头痛。这种头痛完全是本身体质的关系，无法利用药物根治，幸而绝大多数发生于儿童期的偏头痛，到了青春期，由于体质的改变，多半会自行好转。就父母和小孩而言，只要了解偏头痛的良性本质，纵使常常头痛，也不再会忧心忡忡了。

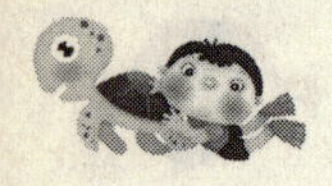

也是头痛

虽然也是头痛，台英的际遇却大不相同。

她是非常高壮的女孩，过了这个暑假就该升上六年级。她的身体一向不错，从没有因为什么大病而让父母烦心过。

就在暑期即将结束的前不久，有天早上一起床，她突然感到头痛得要命，心里还有一阵想呕吐的感觉，后来果真吐了出来，头痛的程度也减轻不少。

由于吐过之后头痛就缓和下来，谁也没有太在意。不过，同样的情形在隔天与再次一天又发生了，爸爸带她到附近诊所做了检查，开了些药回家服用。

接下来的三天，头痛变本加厉，从早到晚几乎无时无刻不痛，只是程度有轻有重，呕吐的次数也更多，而且吐过之后头痛也不见改善，整个人顿时瘦了下去，脸色变得非常难看。

这时医师发现到台英眼睛里面的视乳突有水肿的现象。怀疑台英长了脑瘤，立刻建议她到大医院做头部计算机断层检查，果然脑子里面长了相当大的一个瘤，开刀取出瘤之后，病理切片证实是良性瘤，也算是不幸中之大幸。

脑子的外围被一层硬质的头骨包围住，这是一个没有伸缩余地的空间。一旦脑子里长了瘤，正常的脑组织就会被挤压，脑膜会被牵扯，脑脊髓液的流通会被堵塞住，如此就会导致脑部压力升高，而出现症状，最常见的是头痛与呕吐，有的会走路不稳，严重的话，甚至会昏迷不醒。检查眼睛时，可以在视网膜上的视乳突部分看到水肿的情形。

就头痛的特征来判别是单纯的偏头痛或是脑压过高引起的头痛，其实并不容易。典型的脑压过高引起的头痛会在晨间发作，发作时会呕吐，呕吐后头痛会稍微减轻，但这些现象同样也可以发生于偏头痛的病人身上。不过，整个头痛演变的过程可以很清楚地告诉我们，小孩的头

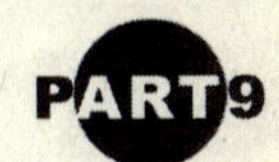

痛到底和脑瘤有没有关系。

偏头痛的痛是间歇性、反复性的，就痛的时间与不痛的时间来比较，通常不痛的时间长，痛的时间短；不痛的时候，整个人感觉清清爽爽，一点事情也没有。

脑瘤或脑部压力过高引起的头痛，在初时也是间歇性、反复性，但隔没几天，就演变为持续性而不间断。也就是说，头痛的程度与延续的时间是与时俱增，而且就算是不痛的时候，病人的感觉还是不很清爽。

由于信息的充沛，许多人，包括小孩在内，都多多少少知道脑瘤与头痛的关联。因此一出现头痛，往往联想到脑瘤的可能性，以下这段话可作为参考：如果头痛持续一周以上，而痛的程度越来越痛，时间也越来越长，就需要考虑到脑瘤的可能性。

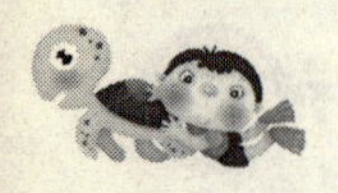

突然间昏倒

近几日天气非常好，早晨朝会时阳光照得整个操场明亮异常。今天校长兴致特别高昂，训话的时间超过以往一倍以上。

小娟读五年级，个性内向，非常听话。小朋友听训话时往往左顾右盼，或双脚动来动去，小娟绝对不敢这么做，要她稍息站好，她一定把手贴在背后，双脚立在原位丝毫不动。

在倒到地上之前，她已经觉得整个人不太对劲，头昏沉沉的，眼睛看出去的东西逐渐模糊，然后眼前一阵黑，感觉自己整个人软了下去，往后的事她就不记得了。

站在小娟旁边的同学，看到小娟原本站得好好的，怎么突然摇晃起来，而且脸色变得很苍白，正要告诉导师，小娟已倒卧在地上了。

大伙同心协力把小娟抱到保健室。放到床上才躺没五分钟，小娟就清醒过来，一点事也没有，对于她怎么来到保健室则毫无印象。

根据小娟的讲法，在她记忆当中，同样的情形也发生过几次，都是发生在站了太久的场合上，事后检查，医生都说没有问题。

昏倒，暂时性失去意识，医学称为“昏厥”。

只要供应脑部的血流量不够，脑部呈现缺血状态，就会有昏厥的现象产生。

年纪大的人常因心律不整或心肌梗死，心脏没有力量把足够血液输送到脑部，因而突然昏厥，这种情形很少发生在小孩身上。

小孩的昏厥多半是一种反射性的昏倒。所谓反射性，是指站立太久之后，体内产生一种反射作用，使得心跳突然变慢或是下肢血管的压力下降。这样一来，血液或无法由心脏泵出，或蓄积在下肢，相对的，能够输送到脑部的血流量就大为减少。

站着维持一个固定的姿势太久或是处于一个很拥挤、空气又不流通的环境时，所导致的昏厥都是属于这种反射性的。就在昏倒之前，患者本人会有头晕或视线模糊的感觉，接着就瘫倒地上而不醒人事。往往躺到地上没多久，脑部的血液循环就恢复正常，而人也就清醒过来了。

小娟的情形就是前面所提的反射性昏厥，一般人往往以为是贫血或心脏机能不好而昏倒，其实不然。

这种反射性昏厥，并不需要任何治疗，也不是因为身体欠缺营养，更不必补充任何营养剂。只要在站立的场合，不要维持固定的姿势太久，双脚能不时的稍稍活动一下，就可预防反射性昏厥的产生。

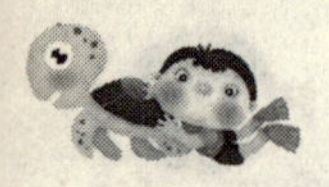

怎么天花板一直在转

上午第三节课才上到一半，王老师就看到坐在第三排的小英脸色很难看，额头上一直冒汗，嘴唇也变白了。

“小英，你是不是哪里不舒服啊？要不要先趴在桌上休息一会儿？”老师关心地问着。

小英仍是一脸痛苦的表情，吞吞吐吐地告诉老师：“我的头好晕、好想吐，看着天花板一直在打转，好难受哦！”

老师请两位小朋友扶着小英去保健室休息，才走到半路，小英就哗啦啦地吐了一地。到了保健室躺了半个钟头，虽然感觉舒服多了，但只要她的头稍微转动一下，改变了原有的位置，那种天旋地转的感觉马上冲上脑门。

小英足足在家休息了一个礼拜，又打针、又吃药，晕眩的现象才告消失。由于生病期间吃了就想吐，所以等于饿了一星期，整个人顿时瘦了一圈，苗条多了。

当我们站在原地向同一个方向快速地转圈子，转了一些时间突然停下来，这时我们的感觉就是晕眩的感觉，会觉得周遭的景物仍继续转动，而本身也会站得不稳甚至倒下。

头昏是非常不明确的感觉，既不是头痛也不是晕眩。但有时又会有点头痛或晕眩的感觉，脑袋感觉轻飘飘、空洞洞的，或怪怪的，或头重脚轻，都可能被描述为头昏的感觉。

头昏由于是一种很模糊的感觉，因此临床上作为诊断的参考价值较低，也就是，说有头昏症状的人很可能一点毛病也没有，但也可能是许多疾症的附带症状。

至于晕眩就不一样了。会晕眩，一定表示内耳的平衡系统有问题。

耳朵的构造分为外耳、中耳和内耳。除了掌管听觉，内耳的前庭和半规管还是维持人体平衡感觉的重要器官。

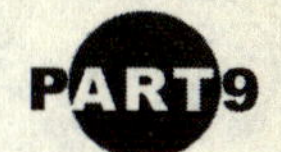

如果内耳的平衡器官出了问题，就会使我们感到晕眩，尤其在转动头部时，有更严重的天旋地转的感觉。

就小孩而言，引起晕眩最常见的原因是感冒。感冒病毒侵犯到内耳，就会使小孩头晕、呕吐。只要感冒好了，自然不再晕眩。

其次则是所谓的“良性阵发性晕眩”，原因并不清楚。患这种病的小孩，会反反复复地发生头晕、呕吐的现象，没有发作时，人完全正常。称之为良性，表示这种病不会恶化，有朝一日体质改变，可能还会自然痊愈。

另有极少数的晕眩，是因脑瘤引起的，开刀把瘤拿掉，自然不再晕眩。

晕眩发作时，通常维持身体与头部于一个固定的姿势，尽量不要转动或做大幅度的晃动，晕眩的感觉会轻些。此外有许多药物与针剂，也可以有所帮助。

常晕眩的小孩，在平时可接受前庭功能的训练，以减少晕眩的发作，以及减轻发作时的症状。

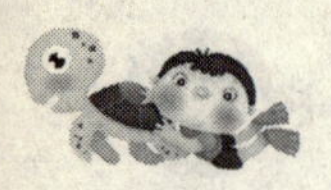

精力旺盛的小孩

这个小男生一进到我的门诊间，我差不多就知道是怎么一回事了。

他一推开门就东张西望，好像对周遭的一切很感兴趣。一般小孩子进到诊所，都会很陌生、很害怕，他则像回到家似的，洗手的水龙头开了又关，关了又开；椅子不用来坐，而爬上爬下；桌子上的纸、笔、听诊器、压舌板，他绝对不会放过。

妈妈和奶奶在旁一直地叮咛着，他根本不放在心上。摆出凶狠的姿态时，他才稍微安静一下，但时间绝对维持不久，不一会儿又故态复萌。

小孩子好动是天经地义的事，每一个小孩的成长过程中，都或多或少经历过好动的阶段。这种好动的现象会随着年岁渐长而自然消失，而且多半在人多的时候或熟悉的环境才会发生，所谓的“人来疯”，相信为人父母者都体验得出来。如果是陌生的环境，相处的人都不认识，一般小孩都会很识相的非常安分。

这里所要谈的“过动症”，是专指那些好动的行为让谁也受不了的小孩。他的好动是不分时、地，也不分陌生或不陌生。一天当中，只有睡觉的时候，才是他安静的时刻，其他时间只见他从早到晚，几乎没有停下来过。

在家里，任何他看得到、拿得到的东西，他一定会想尽办法拿来玩，就算是有危险，他也毫不畏惧。弄坏了东西，你责备他，他听到了，可是下回他还是犯同样的错，从来不会记取教训。

功课也从不好好写。如果放他一个人在书房做功课，隔一个钟点再去看他，保证还停留在原先的地方，一个字也没有动。书房里没有任何玩具可供他玩，但是铅笔盒里的笔、尺、刀片和橡皮擦，就可以让他摸摸弄弄一阵子。

如果跟他讲好，功课写完才能出去玩，只见他不到十分钟就写好交差，只是写得乱七八糟，一塌糊涂。说他功课都不会写，也不尽然。只要父母肯花时间，在旁边督促着他，可以发现到他其实都会，就是不肯耐心地做。

在教室，他也是令老师头痛的一份子。别的小朋友乖乖坐着听课，他却很不专心，不是一个人东张西望、心不在焉，就是去骚扰旁边的同学，尤有甚者，有时还会不管别人还在上课，径自跑到操场去玩。由于他的调皮捣蛋，一定常被老师责罚，但有没有效果呢？当然没有。

这种过动儿的好动程度远超过一般人所能认同的标准，因此必须给予治疗。治疗的目的有二：一是使他的行为较能为同学所认同，而建立良好的人际关系；一是使他的学习能够顺利进行，在课业上不落人后。

除了药物可以控制他好动的行为，使他上学时能专心上课，与同学和睦相处外，在家里也必须提供他一个良好的学习环境。在他的书房里，布置越是单纯越好，他做功课时旁边一定要有人陪着他、盯着他，而房间外其他的活动或电视的声音也要尽量地减少，才不至于分他的心。

这些过分好动的小孩，虽然会带给家长、兄妹或老师、同学一段难熬的日子，但和一般小孩的好动一样，到大一点的时候都会逐渐改正过来，所以有这样的小孩也不必太过焦虑。

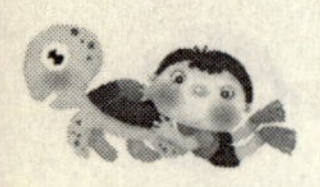

孩子喜欢扮鬼脸、出怪声，怎么办

小健是个眉清目秀的小男孩，在学校很得人缘，老师和同学都很喜欢他。

最近一阵子，他常会挤眉弄眼，做出一些怪动作，同学们倒不觉得他做怪，反而觉得好玩，可是老师在台上感觉就不一样。只见台下小朋友个个聚精会神地听老师讲课，只有小健一个人眼睛眨来眨去，有时又撅嘴、耸起鼻梁，有时喉咙还突然吼出一声。问他哪里不舒服，他也不觉得哪儿有问题；问他是不是故意做这些动作来吸引人，他只说他忍不住就想这么做。

老师将学校观察的情形告诉小健的妈妈，妈妈回想起来，小健前几个月也有过一阵子类似的现象，不过那时只有耸肩膀的动作，脸部不会做鬼脸，喉咙也不会发出怪声。那时没刻意去理他，几个礼拜之后，动作就都消失了。

小健的这些动作，医学上属于非自主性的习惯性抽动。非自主性，是指动作之出现不是他主观的意念，而且无法靠意识的力量把动作压抑下来。虽然称之为习惯性，事实上并不是习惯养成的，而是表面上看起来像是而已。

这种情形多半发生于小孩，尤其是小学低年级的小孩。动作的形态是千变万化，挤眉、眨眼、歪嘴、耸肩、挥手、摇头、伸脖子、深吸气、缩肚皮、抖脚等都是常见的动作。刚开始出现这些动作时，许多家长会以为小孩是为了好玩而刻意模仿别人的动作，其实不然。

动作的特点是每个人差不多固定于某些形态而反复出现，要求他控制自己不要做出这些怪动作，他能短时间克制住，但不一会儿又故态复萌了。

有些小孩除了出现怪动作，还会发出怪声音，这些声音包括咳嗽、清喉咙、擤鼻子、吼叫的声音或骂人的脏话。会不由自主说出脏话的小孩最倒霉，他发出这些声音完全不是他的意愿，也不是他自己所能控制的。但听到的同学、老师或父母则不这么想，多半会责备他一番。

这些习惯性动作的本质是良性的，不去理它，它终究还是会消失，所以小学生当中可以观察到不少这样的人，但到了国中或高中时，这种做怪动作的人数就少多了。在还没有完全消失前的这一段期间，小孩的症状可能时好时坏，动作的形态也会变来变去。许多家长会经验到，小孩的怪动作消失后，隔了一段时间，新的动作又出现了，就是这种毛病的自然过程。

小孩有这种问题，为人师长和父母者，不要也不该刻意去纠正他或责备他，因为他是无心的，这些怪动作不是故意做出来的，他自己也无法凭着意念来压抑这些动作。只有怪动作而无怪声，对他人的妨碍较小，通常不需要药物控制，不过会发出怪声则对别人多少有些影响，这时可以借由药物将这些怪动作和怪声音除掉。

PART 10

抽筋与癫痫

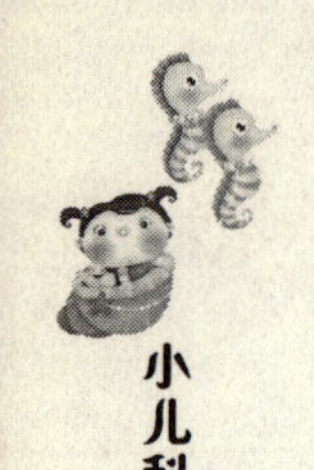

发烧引起抽筋

已经夜里十一点了。急诊室的门开了，一对夫妇抱着小孩冲进来，要我赶紧替小孩急救。

小孩的双眼翻到上面，眼白露在外面，嘴巴紧紧咬着，口水由嘴角直往外流，嘴唇的颜色已经有些微发紫，四肢则不断地抽动着。

护士小姐忙着抽痰、送氧气，我则忙着找血管，好不容易终于把药由血管注入进去，小孩的抽动渐渐停止，嘴唇渐渐变红，眼睛渐渐闭上，就这样睡着了。

这时体温量出来了，竟然高达 40℃，小孩的母亲吓了一跳，因为入睡时她觉得小孩还好好的，怎么一下子便发起高烧。

给小孩打点滴、睡冰枕又全身温水擦澡，半个钟点过后，体温终于下降到 38℃，小孩这时才张开眼睛，一脸茫然的表情。

癫痫症、脑炎、脑瘤、血糖太低或电解质不平衡，都会有抽筋的症状。如果没有这些因素存在，仅仅由于发高烧而引发的抽筋，就叫做“热性痉挛”。

热性痉挛只发生于脑组织仍未完全成熟的小孩，尤其是六个月大到五岁之间，特别容易发作。

发作通常很突然，前一刻还好端端的，下一刻就大抽起来。导致抽筋的发烧也是来得很快，前一刻体温还正常，抽完筋再一量，体温往往冲到 39℃以上。

发作的情形和癫痫的大发作很像，眼睛翻白、吐白沫、牙齿紧咬、嘴唇发紫、四肢僵直或不停地抽动。时间通常不很久，大约三到五分钟就逐渐消退，不过看在父母眼里，这短短的三至五分钟，感觉上似乎漫长得很，没有止境。

刚抽完筋，小孩子会有一段时间非常疲倦，很想睡觉。睡醒之后，整个人就和发病前毫无两样，他也记不得自己曾抽过筋。

做父母的常会问到：这样的抽筋，会不会使脑筋变笨？热性痉挛是非常良性的一种抽筋，只要抽搐的时间不很长，通常脑部不会受到影响，因此不会变笨。少数病童，一抽起筋来，就会延续二三十分钟以上，这就有可能会伤害到脑，而产生神经方面的后遗症。

也有人会问：将来长大了，会不会变为羊痫风？这是很难回答的问题。平均起来，人口中每两百人约有一人会是癫痫病患；热性痉挛的小孩当然也有机会成为两百人中的那一个。不过，这只是统计学上的数字，每一个孩童将来会怎样，是没有办法预测的。

热性痉挛的诱因是突发性的高烧，如果能避免小孩受到感染，减少发烧的机会，自然就不会再出现热性痉挛。不过，并不是每个小孩都这么容易带，有些小孩就是常感冒，而一感冒就必定发高烧而抽筋，这时可以考虑用抗痉挛药，来预防痉挛的发生。典型的热性痉挛，到小孩五岁或六岁时，通常就不会再发生了。

有关热性痉挛的事实

热性痉挛的发生率：3%

这些小孩将来出现癫痫的百分比：3%

这些小孩再度产生热性痉挛的百分比：30%

这些小孩的家族史有热性痉挛的百分比：3%

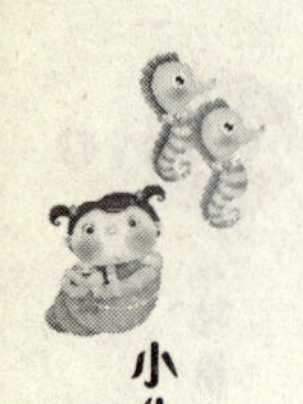

患癫痫症的孩子

本来这个暑假应该是最有意思才对，但对于刚考完高中联考的永杰来说却不是这样，他的同学们计划成群结队，四处游玩。有的要去露营，有的要骑脚踏车环岛一周，有的则参加团队的活动，借机认识更多的朋友，尤其是异性朋友。

然而，永杰爸妈却他对立下种种限制，不准骑脚踏车、不准游泳、不准登山郊游、不准在外过夜、不准他单独出去；不准这、不准那，立下了一大堆的不准。这还不算，还天天三餐饭后督促着他服药，晚上又叫永杰早早上床休息，说是多休息对他只有好处没有坏处。

永杰知道他需要按时服药，这一点他很了解，因为医师说他的病需要长期服药，才不会又再抽起筋来，也才有痊愈的希望。但是，像永杰这般年纪正是精力最旺盛的时候，父母却给他做了那么多限制，真是要把他给闷死。永杰不禁埋怨地想：有这种病已经够凄惨的了，又限制我做这做那，老天真是太不公平了！

患癫痫症的孩子，日常生活该有所限制吗？

癫痫发作时，尤其是全身抽搐的大发作，看起来固然相当吓人，但不发作时，其实和一般正常的小孩并无两样。因此，不论是病童的父母、学校的老师、亲戚朋友或社会大众，都需要打从心底，建立起一个全新的观念，那就是把癫痫病童视为正常的小孩。

一个正常的小孩，我们对于他的嗜好、他的活动不会做过多的限制。同样的，我们怎样对待一般小孩，就该怎样地对待罹患癫痫症的小孩。

患癫痫症的小孩，可不可以运动？可不可以游泳？答案是可以。操场上的球类运动，重大意外伤害的可能性极低，一般人可以玩的，癫痫病患也可以玩。运动中癫痫发作的几率非常低，所以不必担心运动中抽起筋来。不过癫痫病人比较容易在疲倦时发作，所以运动适量即可，不要运动过剧，弄得精疲力竭。游泳这种看似危险的运动，只要身旁有人陪伴，而且这人能随时注意到他，以便意外发生时马上急救，想游尽管游。

其他如登山、郊游、露营等活动，只要药物已经把病情控制得很稳定，都可以放心地参与。唯一要注意的是，别人喜欢攀高爬树或是走悬崖边缘，以炫耀他的勇气时，有癫痫症的人可千万别逞强，痉挛本身所造成的损伤很轻，但跌伤所造成的损伤则往往非常严重。

癫痫患者，是否要处处让着他，不给他压力？答案是否定的。有少数的癫痫病患，在情绪紧张或环境给他的压力太大时，发作的次数会较频繁，但这不是我们放纵他的借口。绝大多数的癫痫病患，都能够承受适当的压力，所以该他做的还是要他做，功课该写的还是要写，做错事该处罚还是要处罚。对于成长中的小孩和青少年，督促他使他成为身心健全的人，是父母、学校、社会责无旁贷的。若为了怕过多的压力会加重他的病情而刻意放纵他，造就成一个心态偏差的人，对他的伤害反而更大。

至于将来长大成人，能不能结婚生子？答案则是肯定的。有些癫痫症是有遗传的倾向，有可能再传给下一代，但几率很低，站在优生学的角度，仍是抱着支持的立场。

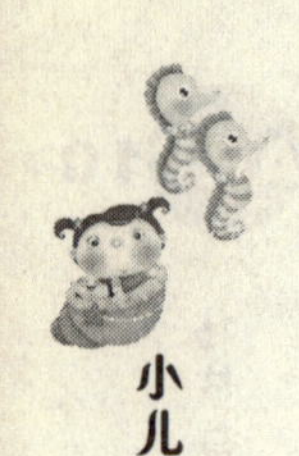

上课发呆

萍萍的功课一向不错，爸妈从来就不曾替她操心过。这一学期末，却见成绩单上的分数渐渐退步，也找不出任何原因。

有一天，老师在家庭联络簿上告诉爸妈，萍萍上课时常会发呆，问她时也不回答，过后又什么都不记得了，请家长在家中多加观察。

爸妈这才警觉到，萍萍这学期来确实常有发呆的表情。发呆时问她什么话，她都没听进去，眼睛凝视着前方，仿佛灵魂出窍似的。回过神来时再问她刚才在呆想什么，她总是说没有；有时在吃饭时，吃到一半，就突然停在那儿，像僵住了一般，偶尔几次，碗筷还从手中掉了下来。

问过了几位医师，也做了脑电波检查，确定萍萍是失神性发作，又称小发作的癫痫症，服药后，就没再见到发呆的表情，功课也逐渐恢复原先的水平。

有许多人以为只有全身抽动、两眼上翻、牙关紧咬、口吐白沫这才算是癫痫症的症状，俗称“羊痫风”。

事实上，癫痫症的症状是千变万化，全身大抽是一种，萍萍的发呆现象也是一种。根据癫痫发作时所表现的形态，可以分为全身性或局部性、抽动性或非抽动性。发作时有意识丧失的，对于发作的情形完全不知道；也有意识仍很清楚，知道自己整个发作过程的。

萍萍的这种失神性小发作，算是癫痫症中相当良性的一种。也就是说，这种发作的药物治疗效果很好，发作的情况很容易被药物控制下来，而小孩的神经发育和智商也多半很正常，不会受到影响。

这种失神性小发作通常于孩童时期出现，一旦出现，发作的次数就会相当频繁。由于发作的时候，小孩的意识就暂时地丧失，因此他无法与外界沟通，这时别人跟他讲话，他一句话也没法听进去。上课的时候，老师讲解课目内容时，如果他不时地发作，可能一堂课当中，只支

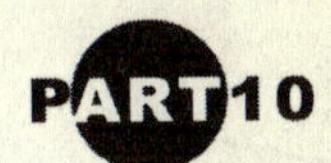

离破碎地听到1/3，没有完全听懂老师的讲解，功课因而一落千丈。

许多小孩偶尔也会有失神的现象。如很多人会做白日梦、看东西看得入神，这时父母喊他，一时也不见他响应，不过通常再叫几声，或声音大一点，或推他一下，他马上可以响应过来，这些都是正常的现象。

有时候从临床表现，没有办法正确地判断小孩的发呆是单纯的发呆或是失神性发作而产生的发呆，这时借助脑电波的检查或是叫小孩持续的深呼吸，便可做出正确诊断。失神性发作在脑波图上会有特定的变化，而深呼吸可诱发失神性癫痫。正常的小孩，再怎么深呼吸，也不会出现发呆、失神的状态。

小孩抽筋时该怎么办

急诊室里，一对年轻的夫妻共同把孩子抱了进来，先生还一面对着小孩的嘴巴行口对口人工呼吸，太太则不停地拍打小孩，想刺激他醒来。

小孩正在抽筋，但才放到急诊床上抽筋便停了，只是人还是昏睡着没有醒来。

做完详细的检查，小孩的身体状况看起来还不错，不过嘴里的牙齿有一颗缺了一角，牙龈还渗有血迹。不待妈妈解释，我心中已了解了大概。后来妈妈说她的手指也被咬破了，就证实了我先前的想法。

最简单，也是最正确的处理方法，是马上让正在抽搐的小孩躺下来，同时把周围的障碍物移开，以免抽动的肢体受到伤害。

躺下的时候，最好采用侧卧的姿势，目的是让口中的呕吐物或口水能自然地往外流，才不至于呛到气管内，而引起肺炎。

全身性大抽搐时，牙齿通常会咬得紧紧的。一般人不了解，总怕病人会咬到舌头，情急之下，往往顺手把手指伸进去，想把牙齿撬开，不行时就拿家中现成的器物，如圆珠笔、汤匙、筷子等，想强行撬开牙齿。结果不是指头被咬破，就是病人的牙齿被撬断，牙龈被弄伤。其实，只要看到病人牙齿咬紧，没有把舌头夹在中间，根本不必去理它，万一牙齿还没有咬拢，也只能用软性的毛巾或手帕卷成圆条状塞到两列牙齿之间，万万不可用硬质的器物来填塞。

大抽筋的时候，会短时间的缺氧，因此嘴唇有发紫的现象。短暂的缺氧对脑子不会有任何影响，不必急着做口对口人工呼吸。事实上，正在抽筋的当中，气根本无法进到肺里，所以口对口人工呼吸做了也是白做。

抽搐的时候，病人的意识完全没有，打他、刺激他，他一点感觉也没有。想要借助外界强烈的刺激来叫醒病人、中止抽搐，是一相情愿的做法。正在抽筋时，只有借助药物，才有办法使抽筋马上停下来，否则抽筋都是抽到了一定的时间自己停下来的。

所以，看到有人正在抽筋，不要慌，让他侧卧着，把周围可能伤害到他的对象移开，静待几分钟，多半会自然停下来。抽筋停止后，病人一时还不是很清醒，会很想睡觉，可以再多陪他一下，等他完全醒来，再护送他回家。

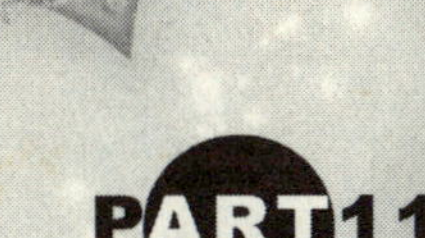

PART 11

呼吸道常见的问题

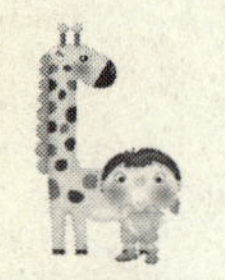

感冒、喉咙发炎、上呼吸道感染

小华是个活泼可爱的小女孩，已经三岁多了，刚进幼儿园小班就读。

在进幼儿园之前，小华很少生病，就算病了，复原得也很快。进幼儿园以后就大不相同了，仿佛三天两头都在感冒，带去给医师看，有时说是感冒，有时说是喉咙发炎，有时说是上呼吸道感染，不管是哪一种，医师都说是病毒性感染，多休息，多补充水分就会好。

到底感冒、喉咙发炎、上呼吸道感染是不同的疾病，或是一样的意思？

上呼吸道是指气管以上，包括鼻腔和咽喉部位在内的呼吸通道，这些部位如果受到病毒感染，就叫做上呼吸道感染。上呼吸道感染时，如果我们用压舌板把舌头往下压，将光线照到后面的咽喉壁时，咽喉壁通常会很红、很肿，这是发炎的现象，因此有时就直接称作“喉咙发炎”。

感冒是最通俗、最广泛应用的称呼。凡是病毒性感染，影响到上呼吸道，产生鼻塞、流鼻涕、打喷嚏、喉咙痛、咳嗽等呼吸道症状，都可以叫做感冒。

所以，上呼吸道感染是比较学术性的称呼，感冒则是通俗的说法；有时候感冒的病人喉咙很红，就可以说是喉咙发炎。三种讲法其实都是指同样的事，只有喉咙发炎，不仅仅指病毒性感染，细菌性感染如链球菌，也会使喉咙红肿，引起喉咙发炎。

感冒的病因是病毒性感染，病毒性感染至今仍无特效药，所以说感冒时多休息，多补充水分，身体便会自行恢复，是千真万确的。

至于市面的成药，有许多专治感冒的感冒药；而到医院时，诊断为感冒，还是开了一些药，这些药到底是有何作用？感冒时多少会有一些症状，有些症状会令人不舒服，如鼻涕流个不停，或是咳嗽不止。虽然对人体无伤，但确实很恼人，所谓的感冒药，就是针对这些症状治疗的

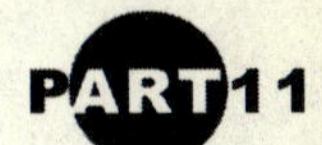

药，能使感冒的症状稍微缓和，但不会把病毒杀死，也不会加速感冒的痊愈。

小孩子比大人容易感冒，尤其是刚进幼儿园的小朋友，仿佛感冒不离身似的，这时为人父母者该持什么样的态度呢？如果症状不很严重，不必太在意它，就让它自然痊愈。症状严重与否该如何判断呢？

如果小孩子有咳嗽、喉咙发炎等感冒的症状，可是精神还是好得很，能吃、能睡、能玩，就表示症状很轻，可以不必去理它。如果小孩会自己跑到床上休息或懒洋洋的呆坐着，不想看卡通片，这表示症状较为严重，应该带去给医师看看，看需不需吃些药来缓和小孩的症状。

常感冒是不是表示身体虚弱，该用一些补品或营养针来改善小孩的体质？常感冒并不表示体质太差，而是小孩接触感染病原的机会太多，这种现象随着他长大，会越来越改善。用一些价格昂贵的补药或针剂是绝对无法改善小孩体质的，徒然浪费钱去换取心理上的安慰罢了。倒不如摒弃药罐，省下这笔钱，买些小孩喜欢吃的东西或是玩具，让小孩过个快乐的童年。

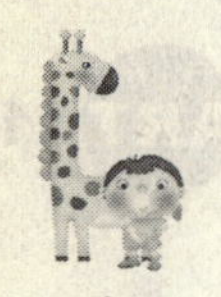

喉咙痛

“奇怪，今早起床怎么觉得喉咙特别干？好像有什么东西梗在那里，是哪里不对劲了？不管它，多喝点水大概就没事了。”

“不对哦！怎么吞口水或吃饭时，喉咙会那么痛，该不会又感冒了吧？书上说感冒时会喉咙痛，不是吗？”

“以前从来不曾这样，喉咙连续痛了三天，不仅没好，反而更痛了。到底是怎么一回事？书上说感冒时多喝水、多休息就会好，我都照做了，怎么一点进展都没有？”

“奇怪，今天整个人都不太对劲。昨夜睡足了十小时，今早还是精神不济，昏昏沉沉的，一点元气也没有，而且天气很暖和，我怎么还是觉得冷，别人只穿单衣，我加了件长袖衫还觉得不够，难道是发烧了？”

“我得了化脓性扁桃腺炎？要打盘尼西林？医生，不要啦，我最怕打针了，给我口服药行不行？”

感冒，尤其是流行性感冒，初期时，常有喉咙干痛的症状。感冒是病毒性感染引起的，因此它所产生的喉咙痛，不需特别的治疗，只要多休息、多喝水就行了。

病毒性感染而使口腔或咽喉部出现溃疡，也会让小孩误以为喉咙痛；同样的，这种痛也是过些时候便会好转，不药而愈。

另外一种也算常见，而且不可等闲视之导致喉咙痛的原因，就是细菌性感染所引起的扁桃腺炎或咽喉炎。

使我们感染细菌性扁桃腺炎或咽喉炎的主要菌种是链球菌。在没有抗生素的年代，链球菌感染所引起的猩红热、风湿热等较为严重的疾病非常多。自从盘尼西林上市之后，由于对治疗链球菌的感染非常有效，因此猩红热与风湿热已不多见，但链球菌引起的扁桃腺炎和咽喉炎仍很多。

链球菌性扁桃腺炎和咽喉炎如不彻底治疗，有时会出现非常严重的并发症，那就是风湿性心脏病。彻底治疗最有效的药物就是盘尼西林。如果用肌肉注射的话，只需打一针即可；若用口服药时，就必须连续服用十天，才能达到彻底治疗的效果。

为了判断喉咙痛或扁桃腺发炎是否为链球菌引起，以前必须做细菌培养，耗时费事。现在已有非常简便的方法，用棉棒于喉咙部位抹一下，送到检验室，约十五分钟便能得到确定的结果。

有确定的诊断，医师才能正确地下药，可避免治疗不完全而产生严重的并发症。

在治疗链球菌感染的整个过程当中，家长与小孩必须与医师合作，该吃十天的药就吃足十天，切莫以为小孩喉咙不痛或不再烧，病应该好了而自行停药。

非常重要的一点是：喉咙痛时不要自行购买消炎药服用。病毒性感染，多休息、多喝水，一定会好；链球菌感染，必须确定诊断而后对症下药。

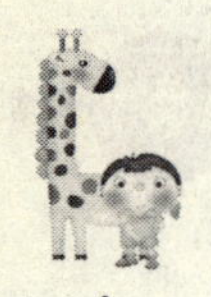

口腔溃疡

不知怎么的，王家才九个月大的小宝宝，最近这两天的食量突然减少，牛奶都不太爱喝，而且常常看到口水沿着嘴角流出来。

王太太本以为小宝宝是在长牙齿，才会不时地流口水，而且同时影响到食欲，所以不太在意。

不料，隔天，小宝宝却发起烧来。邻近的陈医师检查小宝宝口腔时，发现小宝宝满嘴发出许多的小溃疡，同时也可以在他手上和脚上看到许多小红疹，就是当前所流行的口足手症。

由于是病毒感染，陈医师只开了些退烧药，再过三天，小宝宝的口腔溃疡就好了。

儿童的口腔溃疡，绝大部分都是病毒感染引起的。

不同的病毒在口腔里面造成的溃疡部位不尽相同。疹病毒所形成的口腔炎，其溃疡多半局限在嘴唇、齿龈和舌尖。咽峡炎是由克沙奇病毒引起的，溃疡则局限于口腔后方，在扁桃腺旁边或软颚上面。前面提到的口足手症，口腔溃疡则多半在口腔的前缘。

这些病毒性感染，多半能自行痊愈，不需任何特殊的治疗，顶多也只是症状治疗而已，如发高烧时就用退烧药来降温。然而，口腔溃疡的处理就比较复杂了。

口腔溃疡本身，虽然也会自然愈合，但在未愈合前的一段时间，溃烂的伤口一接触任何食物和饮料，都会痛得相当厉害，以致小孩就不敢吃东西（家长会误以为小孩胃口不好），而且口水也不敢吞进去，而表现出口水直流的现象。

减轻口腔溃疡所引起的疼痛，并没有什么特别好的方法。抹紫药水（龙胆紫）或擦硝酸银，对溃疡的愈合一点帮助也没有，有时适得其反，使得口腔黏膜遭受更多的伤害。

比较有效的止痛方法是，直接涂抹局部麻醉剂于溃疡上，这时小孩可以暂时的不再感受到溃疡的疼痛，因此可以较畅快地吃些东西。

一般而言，渣渣较多的食物、较烫的食物、较酸或咸的食物，对于口腔溃疡的刺激性也较大，因此小孩有口腔溃疡时，尽量给他流质的饮食，要吃冷的或冰的而不要吃热的，要吃清淡的而不要吃酸的、咸的。

比较小的小孩，因为口腔溃疡的疼痛而不吃不喝，有时会有脱水的现象，这时就必须立即送医，接受静脉注射以补充水分。

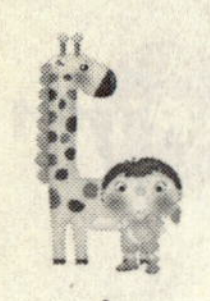

感冒过后脚突然不能走了

陈家的小公子才刚过完两岁的生日，就赶上这一次流行的感冒，足足烧了两天才退掉。本以为应该好了，不料第三天早上起床的时候，就一直哭闹着不肯下床走路，硬把他抱到床下站着，哭得更凶。而且事实上他也站不住，双手扶着床沿，还站得摇摇晃晃的。

小孩不能走路，这是非同小可的问题。陈先生也顾不得要上班了，抱了小公子，赶紧到不远处的医院急诊处求诊。

虽然陈小弟不很合作，医师还是很有耐心地做完了详细的神经学检查。结果陈小弟的神经方面一点问题也没有，他不愿意走路的关键在于两腿很痛，尤其动到或用两腿着力的时候，痛得更厉害。

陈小弟的情况，医师判断是感冒所引起的病毒性肌肉炎，通常两三天之后，疼痛就会逐渐消失，下肢无力的现象也会逐渐恢复正常。果然三天过后，陈小弟就又活蹦乱跳了。

一个平日活蹦乱跳的小孩子，突然无法好好走路或不愿下床走路，一定是有原因的。

无法走路的原因不外乎下肢的神经、肌肉或骨头有了问题。

脚踝不经意的扭到或膝盖撞伤，用脚站立支持身体的时候，会痛得更厉害，因此小孩就不肯站着，更不肯走路；就算勉强走时，也是走得一拐一拐的，这是因为扭伤的那只脚不肯着力的关系。

腿骨本身有骨髓炎或关节部位发炎，也会相当的痛。同样的，小孩由于怕痛的关系，也不愿意下床走路。

腰部的脊髓发炎、坐骨神经受到伤害或下肢神经发炎，虽然不会有明显的疼痛，但下肢的肌肉会变得没有力气，所以小孩纵使很想走路，也是没法子走或走得一拐一拐的。

肌肉、肌腱和韧带等软组织发炎时会很痛，也会使肌肉没有力量，发生于下肢时，小孩就不肯下床走路，或走的时候一点也走不动。就小孩子而言，这软组织发炎的情形往往伴随感冒而来，症状出现得相当突然，但消失得也快，陈小弟就是很典型的一个例子。

引起下肢无力的病变，绝大多数都很良性，经过治疗就会恢复正常，只有神经本身产生问题的病例，预后比较差些，有时无法完全复原。

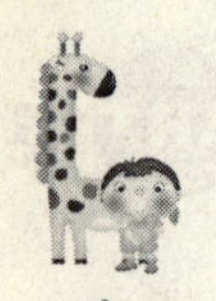

小支气管炎

玲儿是刚满周岁的小女婴，正开始学走路，父母照顾得很好，白白胖胖的，人见人爱。

这一次感冒的症状很轻，玲儿的精神和活力依然很好，给医师看过，也认为只是小感冒，过几天就会好的。

岂知半夜突然呼吸变得很急促，咳嗽也是越咳越凶，一直没有办法睡得安稳，喂她吃奶才吃进一些就给咳得吐了出来。由于喘得很厉害，而且有大人气喘时那种咻咻的呼吸声，家人就赶紧带去小儿科的急诊室。值班的医师约略检查了一下，立即断定玲儿患了小支气管炎，需要住院睡在氧气帐内，使她呼吸舒服一些。

在氧气帐内待了两天，玲儿的呼吸顺畅多了，但还是有很多痰在气管内，仍旧咳得很凶。这时已经不需睡在氧气帐内，但医师指示护士拿出会喷出雾气的机器，将吹口对准玲儿的脸部，以便她把雾气吸进去。

吹了两天的雾气，玲儿气管内的痰少了许多，也不再咳得那么凶了，因此医师同意玲儿出院，父母才松了一口气。

气管下接着支气管，支气管再继续分枝下去就到了小支气管。病毒侵犯到小支气管而引起发炎，就是小支气管炎。

由于小孩的小支气管管径很小，一旦发炎，管腔就被痰液堵住，使得呼吸急喘而且咳得很凶，喘起来的时候，声音就和气喘的病人一样。

比较胖的小孩尤其容易罹患小支气管炎，是什么道理仍不清楚，不过确实有这种事实存在，因此小孩养得体重适度最好，不要过胖。

小支气管炎最令人难过的就是咳嗽和喘咳得太凶，吵得大人和小孩都睡不好，若刚吃完奶时，还往往会把吃进去的奶全都给吐了出来。喘得厉害时，小孩坐立难安，睡不安稳，也没有胃口吃东西。

由于是病毒感染，所以没有特效药，完全靠病患自行恢复。但看在父母眼里，小孩咳得那么凶，喘得那么厉害，难道就袖手旁观？也不

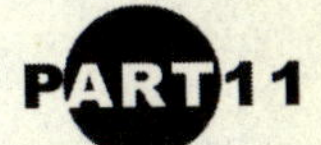

尽然。

我们可以借着补充水分来帮助他化痰，让他睡在氧气帐内使他呼吸较为顺畅而不觉得喘。因此，如果小孩的症状属于较严重者，医师都会建议住院观察及治疗。

不过什么情况才算严重，才需要住院治疗呢？喘得肤色都快变黑了当然要立刻住院，喘或咳得精神不济、活力减低，也都应该住院，不然也该提高警觉、注意观察，觉得小孩情况变坏就立刻送到医院。

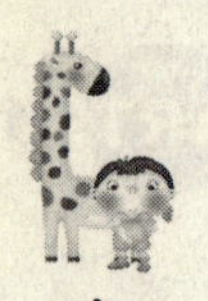

孩子气喘

王家老二小虎，是个活泼健康的小男生，从小就很少生病，几乎没让父母操心过。

去年年底，当天气开始变凉的时候，有一天晚上，小虎就无缘无故地咳了起来，而且越咳越凶。

由于他身体一向很好，所以父母没太在意，以为是小感冒，晚饭后就叫他早早休息去。谁知到了半夜，小虎咳得更凶，除了胸廓咳得发痛之外，还把晚饭吃的一些东西给吐了出来，而且喘得没办法躺，一定要坐起来，呼吸才通顺些。

半夜里只好送到医院的急诊室。值班医师用听诊器听了两下，就请护士小姐准备了针，药才打进去没十分钟，小虎已经舒服多了，躺下来没多久就睡着了。

父母问过医师，才知道小虎有气喘病。在那个冬天，每当寒流一来，小虎的气喘病就会发作，不过每次都处置得宜，很快就止喘了。

小虎的奶奶后来回想起来，小虎的爸爸在小时候也曾有过气喘的现象，不过到了初中以后就不曾再发生过。

小支气管炎、肺炎、心脏衰竭等，都会使得我们呼吸急促，仿佛有气喘病的样子；但一般所说的气喘，是单指支气管过敏所引起的。小虎的气喘就属于这一种。

小孩第一次出现气喘的年纪，多半是在幼儿园或小学低年级的时候。如果仔细追问的话，往往可以发现有不少小孩从小就有过敏的现象，或是父母及兄姊有过敏的体质。

引发气喘的因素相当多，感冒、气候改变、季节变换、剧烈运动、狗猫的毛、空气中的花粉与尘埃等，都是众所熟知的诱因。但是，也有不少气喘的孩子没有任何诱因，也会突然地喘起来。

气喘的小孩有个共通的特点，这种小孩多半比较瘦。尤其是越常发作或喘得越凶的小孩，更是显得干瘦。

在白天时，气喘的症状通常较为轻微，可是到了夜里，喘的现象往往会加剧，以致小孩无法安稳地入睡，而必须送到医院治疗。

气喘发作时最初期的症状就是咳嗽。许多家长会误以为小孩感冒了，而不太在意，这时若不实时给予药物，再过没多久，气喘的典型症状就会出现了。

气喘的典型症状包括：咳嗽、喘、呼吸急促、呼气时有咻咻的声音、平躺时呼吸很困难、坐着呼吸较为顺畅。

由于气喘的发作有许多诱因，因此减少诱因就可减少发作的频率。家中最好不要养狗、养猫，地上绝对不要铺地毯以免积灰尘，而且要常用吸尘器把容易积灰尘的地方吸除干净，适度的运动是可以，但绝对不可过于剧烈。

气喘一旦发作起来，最有效的止喘方法就是药物。不过药物并不是随手可得，在没有求医诊治之前，有没有办法来帮助气喘的小孩缓和他的症状？有的。气喘的时候，坐着要比躺着舒服得多，所以要让小孩坐起来；气喘时最不舒服的是胸中的气吐不出来，只要心情放松，嘴唇圈起来像吹口哨一般，慢慢把气由口中吐出来，就不会再有一股气憋在胸口那种不舒服的感觉。

如果家中已有止喘的药物，在白天小孩已有咳嗽的迹象时就应立即服用，不要等到半夜大喘起来才服用，因为到那时一般的口服药物往往压不住小孩的气喘，而且小孩正喘的时候很容易吐，往往药才吃下去，马上就吐了出来。

小孩子的气喘与成人的气喘最大的不同点是，绝大多数到了青春期就逐渐好转，甚至完全不再发作，所以只要熬过了儿童时期就几乎没事了。

有些小孩发作的次数太频繁，以致影响了日常生活及学业，就需接受更积极的减敏治疗。

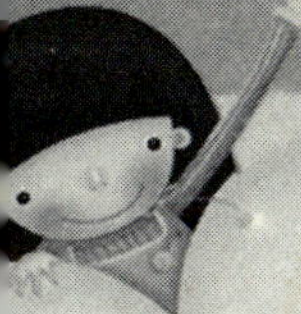

PART 12

预防注射

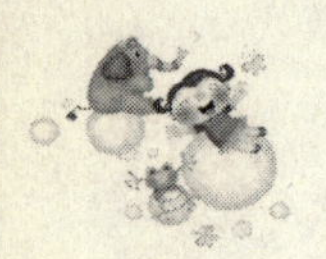

预防注射

Q：为什么要预防注射？

A：记得在1983年时，台湾地区冒出许多小儿麻痹的新病患。幸运的，留下肢体方面的残障；不幸的，就因此丧失了性命。

在罹患小儿麻痹的病患当中，绝大多数都没有接受过小儿麻痹的口服疫苗，少数服用过疫苗的病例，家长也多半不清楚是否曾接受完全的小儿麻痹疫苗。

本来在公共卫生发达的地区，每一个幼童都应按照规定接受一系列的疫苗，小儿麻痹口服疫苗即其中之一。如此一来，许多原本会造成大流行的病就无从产生。在台湾，小儿麻痹口服疫苗也施行了好几年，小儿麻痹几乎要销声匿迹了，怎么又突然流行起来？

问题出在大家失去警惕心，许久没有这种病例就以为没有机会感染上，因此小孩该接受疫苗时却没有接种，身体内无法产生抵抗力。这种没有抵抗力的人数逐渐增多时，一旦其中一人感染上小儿麻痹，很快的就会把疾病扩散开来造成流行。

Q：预防注射的原理为何？

A：人体感染病原体（病毒或细菌）时，不论有没有发病，亦即不管是否出现疾病的征兆，人体的防卫系统会自然的起而反抗那些入侵的病原体。这些防卫军包括了能吞噬病原体的白血球，以及能产生抗体的淋巴球。

一旦人体防卫成功，疾病就被克制住，症状渐渐消失。日后如果有同样的病原体来犯，防卫系统就能马上确认出敌人，并及时制造能够杀死这些入侵敌人的抗体，因此不再发病。前面所叙述的是人体遭受自然感染时产生免疫力的过程，虽然很有效，却冒着极大的危险，因为谁又能够保证能渡过第一次感染的难关？

比方说，万一是日本脑炎的话，感染上了虽然能产生抗体防范再次感染，但第一次的脑炎很可能就把小孩的生命夺走，或使小孩产生遗留终身的后遗症，如手脚麻痹、智能不足或癫痫症。这种代价太大，也是不值得的。

感谢微生物学的进步，我们可以找出疾病的病原体，用人工的方法将它培养下来，经过好几代的繁殖之后，病原体的致病性已大为减弱，用到人体身上，同样能诱发人体的防御工事产生抗体，但却不会致病，这种毒性减弱的病原体，就是预防接种用的疫苗。另一种疫苗则是利用已经死亡的病原体，注入到人体内，使我们产生抵抗力，由于是已死的病原体，所以也不会致病。

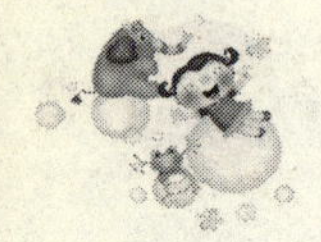

预防接种时间表

预防接种时间	预防接种种类	
出生满 24 小时以后	卡介苗	第一剂
出生满 3～5 天	B 型肝炎遗传工程疫苗	第一剂
出生满 1 个月	B 型肝炎遗传工程疫苗	第二剂
出生满 2 个月	白喉、百日咳、破伤风混合疫苗 小儿麻痹口服疫苗	第一剂 第一剂
出生满 4 个月	白喉、百日咳、破伤风混合疫苗 小儿麻痹口服疫苗	第二剂 第二剂
出生满 6 个月	B 型肝炎遗传工程疫苗 白喉、百日咳、破伤风混合疫苗 小儿麻痹口服疫苗	第三剂 第三剂 第三剂
出生满 9 个月	麻疹疫苗	一剂
出生满 12 个月	水痘疫苗	一剂
出生满 1 年 3 个月	麻疹、腮腺炎、德国麻疹混合疫苗 日本脑炎疫苗 （每年 3 月至 5 月接种） 日本脑炎疫苗 （每年 3 月至 5 月接种）	一剂 第一剂 隔二周 第二剂
出生满 1 年 6 个月	白喉、百日咳、破伤风混合疫苗 小儿麻痹口服疫苗	追加 追加
出生满 2 年 3 个月	日本脑炎疫苗 （每年 3 月至 5 月接种）	第三剂
小学 1 年级	破伤风、减量白喉混合疫苗 小儿麻痹口服疫苗 麻疹、腮腺炎、德国麻疹混合疫苗 日本脑炎疫苗 （每年 3 月至 5 月接种） 卡介苗疤痕普查 （无疤或疤痕过小且测验显性者补种）	追加 追加 追加 追加

预防接种时常见的问题

Q：小孩子在六个月大时要接种白喉、百日咳和破伤风三合一疫苗。当时小孩生病没有接种，现在已经十个月大了，以前接种的有没有效？要不要重新接种？

A：小孩子生病或家长过于忙碌，按时间表该预防注射的时候没有前去接种，因而遗漏一剂，甚至两剂的疫苗，这种情形相当普遍。

漏打的疫苗只要继续接种，不管其间相隔多久都是有效的。意思就是说，疫苗有打过就有效，不必因为隔太久没有打而重新来过。

Q：感冒时可不可以接受预防注射？

A：轻微的感冒是绝对可以接受预防注射的。可是，有些卫生所常以此为由拒绝替小孩注射疫苗，为的是减少麻烦。

预防注射本身就会产生一些副作用，如发烧、疲倦、胃口不好等。有些不明事理的家长，会把疫苗所产生的副作用，当作是感冒病症的恶化，而且认定是预防注射使得感冒症状加剧，而怪罪医护人员，所以有些医护人员知道小孩罹患感冒就拒绝替他做预防注射。

严重的感冒或发烧的情况之下，将预防注射的时间延后才是较合理的做法。

Q：小孩注射三合一疫苗，结果出现高烧又抽筋，下次能打吗？

A：接种疫苗所引起的副作用如果不很严重的话，下次还是能继续接种。不过像这种引起高烧和抽筋的现象，下次接种时最好改打二合一

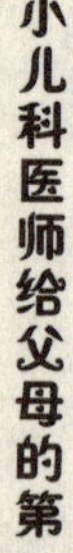

疫苗（含白喉和破伤风，不含百日咳）。会引起严重副作用的，主要是三合一疫苗中百日咳的部分，所以改打二合一疫苗，就不会有同样的副作用出现。

Q：小儿麻痹疫苗是口服的，但吃完就吐了出来或是隔天就拉肚子，疫苗有效吗？

A：我们现在用的小儿麻痹疫苗是沙宾氏口服疫苗，必须经由肠胃吸收而产生抗病的效果。

如果吃下去不久就吐了出来，或是泻肚子，都有可能把刚吃进去的口服疫苗排出，而无法产生对抗小儿麻痹的抵抗力。因此碰到这些情况，为了确保疫苗的有效性，等肠胃的症状消失之后，再服用一剂小儿麻痹口服疫苗有时是必要的。

Q：注射三合一疫苗之后，脚就不能走路（或不能动），怎么办？

A：注射三合一疫苗的位置是在臀部的外上方，注射之后的疼痛在所难免。有的小孩会痛得不敢动或是没有力气站，这些都是暂时的现象，往往第二天就会完全恢复正常。

三合一疫苗中的成分，对某些小孩的神经会造成伤害，使得小孩几天之内无法走动，看起来很怕人，事实上终究会好。最糟糕的情况是注射部位错误，而伤害到坐骨神经，这时往往造成永久性的后遗症。

Q：不同的疫苗可不可以同时打？

A：为了达到最佳的免疫能力，有些疫苗最好不要同时注射。不过，目前所规定接种的疫苗，经过长期的观察，已经确定可以同时打，而且不会妨碍到疫苗的效力。

什么情况之下不能注射疫苗

“我的宝宝到了该注射第二剂三合一疫苗的时间了，但他发烧了，可以接受预防注射吗?”

“他现在还有点咳，偶尔还会打喷嚏、流鼻涕，可以打预防针吗?”

“他有抽筋的现象，有哪些预防针不能打?”

“打预防针的时候还在吃感冒药，预防针会不会失效?”

“体重太轻了，可以打预防针吗?”

“有过敏体质的小孩能不能打预防针?”

诸如此类的问题，在健儿门诊的场合，不时有家长提出来。通常门诊的医师会依据小孩的身体状况以及家长们的描述，而决定小孩当时适不适合接受预防注射，因此家长不必过于忧虑，委由门诊医师全权处理即可。

这里所要提的预防注射的禁忌，只是让各位家长多了解一点，可以作为参考。

预防注射的禁忌:

概括而言，小孩正在发高烧或拉肚子，预防注射要顺延下去，等到烧退了或不拉肚子时再接种。如果只有鼻塞或轻微的感冒症状，小孩没有发烧，精神也不错，还是可以接受预防注射的。

就不同的疫苗而言，其禁忌如下:

百日咳

如果上次注射疫苗产生很强烈的反应，如发高烧、尖叫、抽搐等现象，则不能再注射。

本身有抽搐的体质或癫痫症也不可注射百日咳疫苗。

脑部在出生时就受到损伤的婴儿也最好不要接种。

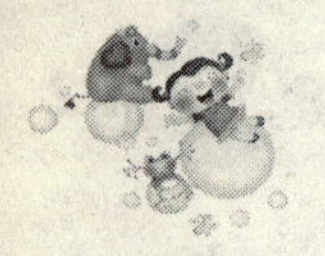

破伤风和白喉

只有正在发高烧、有急性感染迹象的时候不能接种，此外没有其他禁忌。

卡介苗、小儿麻痹、麻疹、德国麻疹、腮腺炎疫苗

这些活性疫苗的接种有共同的禁忌，免疫功能不全的婴儿、有恶性肿瘤或白血病的小孩、接受肾上皮质固醇治疗或化学治疗的人，都不能注射这些活性疫苗。

如果小孩皮肤有慢性湿疹的毛病，则卡介苗绝对不能打。

日本脑炎疫苗

发高烧或急性感染时不要接种。

上次接种曾发生过敏反应者也不要再接受预防注射。

肝炎疫苗

无特殊禁忌。发高烧或正有急性感染时不要接种。

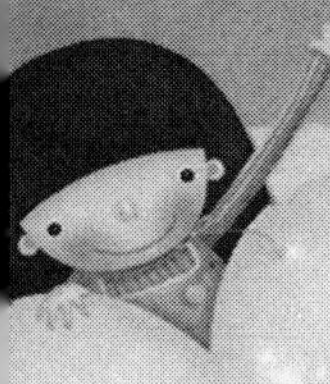

PART 13

儿童时期发疹的疾病

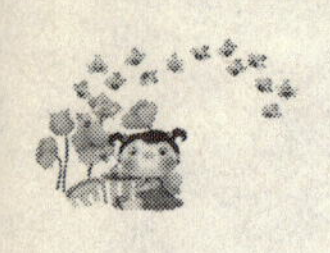

光线也能刺激眼睛

国璋连续高烧五天，除了咳嗽、流鼻涕等感冒的症状外，眼睛很怕光线的刺激，一般的灯光也会使他眼睛难过而流出泪水来。

陈医生是非常有经验的医师，听了国璋妈妈的陈述，再替国璋全身上下检查了一番，就断定国璋得了麻疹。

果然，隔天国璋的脸上或身上就冒出一点一点的红疹，而且越冒越多。这些疹子在接下来的几天，逐渐融汇在一起，而疹子退去之后，还留下暗褐色的色素沉淀，到最后还是都退尽了。

陈医生当时曾问国璋的妈妈，是否按时带国璋去接受预防注射，国璋的妈妈才想起来，当国璋应该注射麻疹疫苗时，由于他常常感冒，所以就一直耽搁了下去，到后来就把预防接种的事给忘了。

预防医学的进步，使得一些传染性很强、死亡率很高的疾病销声匿迹，天花即为一例。还有许多疾病则因预防接种的实施而发生率大大的减少，小儿麻痹即为一例。

麻疹也是一种传染性很强的疾病。没有预防注射的年代，死于麻疹或因麻疹而产生后遗症的人数相当多。由于麻疹预防针的出现，得麻疹的人数大为减少，相对的，因麻疹而导致死亡或并发症的情况也鲜少发生。

老一辈的人有这样的观念：每个小孩都应该出一次麻疹，得过之后就永远不会再感染上麻疹，这是自然免疫。自然免疫有缺点，万一出现并发症，对小孩而言相当痛苦，严重的甚至会导致死亡。预防注射就没有这种危险。

预防注射是把毒性减弱的麻疹病毒注射到人身上，由于毒性较弱，所以不会使人体产生任何不适的症状，但还是会使我们身体产生对抗麻疹的抵抗力，而不至于再感染到麻疹。

万一感染到麻疹到底有什么问题呢？先说麻疹本身。得了麻疹会连

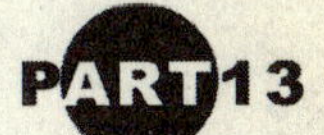

续高烧、咳嗽、怕光，小孩极不舒服。麻疹的并发症有中耳炎、肺炎、脑炎等。中耳炎没有医好，会影响到小孩的听力；肺炎严重的话，会导致呼吸衰竭，甚至死亡；得了脑炎的小孩，就算不死，也往往有很厉害的后遗症。

由于感染麻疹后的并发症相当严重，现在有了预防接种，老一辈的自然免疫观念就绝对不适用了。因此，不要听信老一辈的说辞，舍弃既安全又有效的疫苗，而让小孩感染麻疹。

麻疹疫苗的注射时间通常是满周岁时，在一岁三个月时注射的效果最好，若提前注射的话，效果稍差。但在麻疹流行期间，为了避免婴儿感染麻疹，也就顾不得那么多，而提前到九个月大的时候就可接种。

在现今工业社会，父母皆忙于工作的情况下，由于父母的疏忽，不管是忘记了或是像国璋一样，因感冒而延误了预防注射的情形越来越多，这也是近几年来，麻疹一直有小规模流行的主要原因。为了整个大环境的公共卫生，为了每一个小孩本身，每一位家长都要负起责任，让小孩按时接受预防注射。

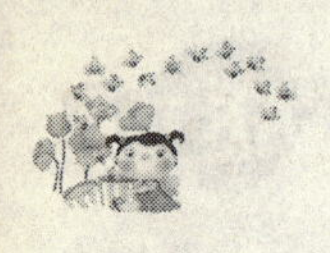

身上这些红点是什么

这一阵子，班上不少同学感冒时，身上出现许多红疹。小君也染上了。

医师约略地检查之后，告诉小君的妈妈，小君患了德国麻疹。妈妈不同意地回答说："怎么会呢？她前些时候才得过麻疹，怎么现在又出来了？不是说麻疹一生中只会出一次，得过就不会再得了吗？"

医师再三强调："德国麻疹和麻疹虽然都有'麻疹'两个字，但却是完全不同的病。就临床症状而言，德国麻疹的症状通常轻得多，而麻疹的症状就很厉害，并发症也多。"

是的，虽然德国麻疹和麻疹是两种不同的疾病，由于都有"麻疹"这两个字，所以还是有许多人将两者混淆在一起。

德国麻疹也是一种病毒感染引起的疾病，它也会产生发烧、头痛、咳嗽、流鼻涕等症状，但都相当轻微。德国麻疹的疹子发出得较快也消退得较快，它所产生的症状与并发症远比麻疹所产生的轻得多。唯一的特征是，耳朵后面的淋巴结会肿大，很容易就摸得到。这些症状都不需任何治疗。

德国麻疹虽然是一种很轻的疾病，但一个妇女如果年轻时没感染过，或是不曾接受预防注射，一旦结了婚，怀了孕，而在怀孕初期感染到德国麻疹，就很容易使胎儿感染到德国麻疹，而产生许多先天性异常，这就是所谓的"先天性德国麻疹症候群"。

先天性德国麻疹症候群的小孩会有耳朵失聪、白内障、先天性心脏病、头小、智能不足等现象。这些多重的障碍，对小孩本身，对整个家庭，甚至整个社会都是非常不幸的。其实，这种症候群是可以百分之百预防的。

没有得到德国麻疹或没有接受过预防注射的人，身体里面就没有任何抵抗德国麻疹的抗体。如果是一个适婚年龄的妇女，刚好在怀孕期

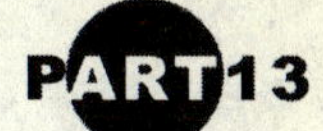

间，尤其是怀孕最初的三个月，感染上德国麻疹，就会使胎儿产生“先天性德国麻疹症候群”。反之，如果本身已经有抵抗力，就算怀孕期间德国麻疹正在大流行，这位孕妇也不用担心胎儿会出问题。

由于预防注射是这么的有效，而先天性德国麻疹症候群又是那么的问题重重，因此，每一个女孩子在未成年以前都应该注射德国麻疹疫苗，以确保将来怀孕时不至于感染到德国麻疹而影响到胎儿。

如果是新婚夫妇，太太又不知道过去是否感染过德国麻疹或接受过预防注射，那么可以抽点血去化验，确定身体内已经有抵抗力，就可以放心大胆的怀孕。如果没有抵抗力的话，就必须注射疫苗，等到身体产生抵抗力之后才怀孕。

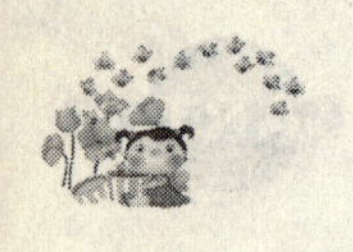

身上长水泡了

“本来我以为他是被蚊子叮的，可是今天早上他还是叫痒，我掀开内衣一看，全身都有了。许医师，你看这到底是怎么一回事？是不是食物过敏了？”

小华的脸上、手上、前胸、后背，布满一小粒、一小粒的红疹，有的红疹中央还起了小泡，大的小的都有。不仅皮肤上如此，口腔黏膜以及外耳道、头皮上，也都有这些疹子和水泡。

“刘太太，您儿子出水痘了。”略微瞄了几眼，许医师便将确实的答案告诉刘太太。

“那他还有个妹妹，会不会被传染到？”刘太太焦急地问道。

水痘是儿童时期常见的一种疾病，是病毒感染引起的。

水痘最初的症状，除了轻度发烧之外，最显著的是皮肤上出现几粒小红疹。不用多久，疹子就越来越多，而且开始出现水泡。水泡可大可小，里面的液体本来是澄清的，久一点便会呈现混浊状。水泡破裂之后，会慢慢结成痂皮；痂皮脱落之后，水痘就痊愈了。

在痂皮尚未形成前的这一段时间，都是水痘的传染期，没有得过水痘的成人或儿童，如果接触到正在出水痘的小孩，都有可能感染上水痘，只是症状轻重程度会因人而异，有些人的水痘密密麻麻的，有些则稀稀疏疏的只出了几个。

免疫力正常的人，感染水痘之后，很快就会痊愈，很少有并发症产生。先天性免疫机能不全的人，感染到水痘则有致命的危险。

水痘最扰人之处是“痒”。很多小孩禁不住痒，拼命用手去搔、去抠，把皮层抓破，或把脏东西弄到皮肤里而引起发炎，反而造成伤害。

所以小孩出水痘时，第一件事就是要把指甲剪短，并随时保持清洁，万一忍不住痒而要用手去抓时，才不会把皮肤抓伤，也不至于引起皮肤发炎。

只要不用手把水泡或痂皮抠破、抠烂，水痘是不会在我们皮肤上留下疤痕的，而且感染一次就获得终身免疫，算是相当良性的传染病。

附注：以前的小孩需要接种牛痘，是为了预防天花，与水痘毫不相干。天花是一种传染性、致命性相当强的疾病，目前已从世界上绝迹，因此现在的小孩都不需接种牛痘。感染天花，皮肤上也会出现许多水泡、脓泡，最后会结痂。不同于水痘的是，天花的痂皮仍具有感染性，而且痂皮脱落后会留下很深的疤痕。

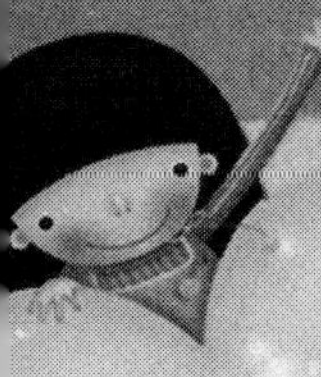

PART 14

消化道常见的问题

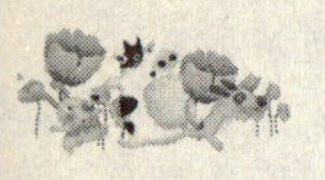

呕吐

早上，妈妈为小英准备了相当丰盛的早餐，面包、牛奶、荷包蛋，小英都吃得干干净净才离开饭桌，高高兴兴地出门上学去。

才上到第二节课，小英就觉得肚子闷闷的不太舒服，而且不时有作呕的感觉，一阵一阵的酸水不时由胃部涌上咽喉。果然，过没多久，便哗啦啦地把早上吃的东西全给吐了出来，弄得身上、桌上和地上都是牛奶加胃酸的腥味。

老师和同学马上把小英送到保健室，护士阿姨摸摸小英的额头，觉得有些烫，待量过体温之后，才知小英正发着高烧。

呕吐是小孩常发生的一种症状，不仅是胃肠道的疾病，其他器官的毛病也同样会引起呕吐。小英就是一例。

吃了不洁净的东西，引起胃肠炎，会呕吐腹泻，这是最为人所熟知的呕吐的原因。但就小孩而言，胃肠的功能还不是很成熟，往往感冒、发烧或排泄不顺畅也都会出现呕吐的症状，尤其年纪越小的孩子越容易出现这种症状。

肾脏或肝脏发炎，偶尔会附带呕吐的现象；中耳炎或内耳不平衡，也会导致呕吐；偏头痛本身或头部长瘤引起脑压过高，也是会呕吐。

虽然呕吐的原因林林总总是一大堆，但是临床医师根据小孩的其他症状，很快就能判断出引起呕吐的真实病因，进而做更详细的检验和彻底的治疗。

小孩呕吐时，最忌讳家长自行前往药房买止吐药。理由有二：一、引起呕吐的疾病相当之多，不追究其病因，而仅给予药物压抑其症状，往往会延误病情。二、止吐药本身虽有止吐的效果，但也有不少副作用。

有一种副作用是会引起嘴角、眼球或肢体不由自主地抽动，虽然停药之后，这种抽动的现象便会逐渐消失，可是发作时的样子，确实颇为吓人。

如果单纯的感冒发烧或胃肠炎引起的呕吐，通常不需任何药物的治疗。会吐都是因为胃里有东西的缘故，因此只要不吃、不喝，胃里空空的没有任何东西，自然就不会吐了。

所以家中一旦有小孩呕吐，就暂时不要让他吃任何东西，连一点水也不能喝，过了八小时之后，胃肠已获得充分的休息，就可以开始进用一些流质的东西，如白开水或清淡的饮料。

一次喝的量绝不能太多，最好不要超过 50 毫升，喝下去之后过了半个小时之后，如果没有任何不舒服的感觉，如腹胀、腹痛或呕吐等，则可以继续再饮用少量的液体。如此每隔三十分钟饮用少量的液体，试过几次都没有问题的话，就可以逐渐增加饮用的量。

有的小孩只要排泄稍不顺畅，如两天未排便，便会反映到胃肠，出现腹痛或呕吐的现象。这时只要从肛门灌入甘油球，一旦大便排解出来，腹痛和呕吐的症状也会即刻消除。

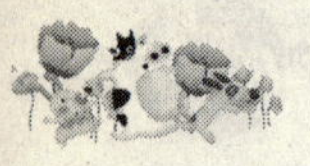

腹泻

小华参加学校的春季旅游，学校统筹备妥了便当和饮料作为午餐，以免家长为了准备学生各自的餐饮而费神；也避免学生在游览区的小吃摊上饮用不洁净的食品和饮品。

这次的游览行程安排得相当好，一路游山玩水、唱歌游戏，大伙都玩得很尽兴。中午时刻，来到阴凉的山谷中，每个学生领了一份便当、水果和饮料，便三五成群地找地方坐下，开始进用午餐。便当的内容很丰富，味道也好，虽然有些人觉得饭里有些酸味，当时还是把便当都吃了，小华也是其中之一。

整个游览团体玩到傍晚时分才回到学校解散。到了晚间，小华突然腹痛如绞，急得想上厕所，刚坐上马桶就稀里哗啦泻了一大堆，而后又接二连三地拉了几次。爸妈就把她送到医院的急诊室，诊断是急性肠炎，很可能是吃了不洁净的东西所导致的食物中毒。

过了几天，小华回到学校时，发现同学中也有好几个人跟她一样，在旅游当天的晚上，由于腹泻得厉害而被送到急诊室。

因为食物不洁而致腹泻的情形，一年四季时有所闻，尤其是气候炎热的夏季更为常见。环境卫生的改善，使我们周遭的传染性肠炎的病例大幅减少。所以现在霍乱、伤寒、痢疾等相当厉害的肠炎已不多见，不过集体食物中毒的事件仍时有所闻。

食物中毒的病原是金黄葡萄球菌。处理食物的工作人员身上的金黄葡萄球菌污染到食物，细菌就在食物里面继续繁殖而越长越多。这种细菌会释放出毒素，而使吃进去的人产生发烧、腹痛和上吐下泻的症状。

所有这些由食物感染而产生的腹泻或肠炎，基本上都是可以预防的。首先是处理食物的人，本身一定要有完整的卫生观念，以免将身上的细菌或别处的细菌污染到食物上。餐饮从业人员也都需要定期体检，如果发现是致病菌的带原者，就应该暂时离开工作岗位，等到彻底治疗

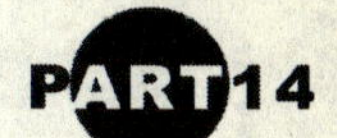

过后，才可回到原工作岗位。其次是消费者本身，对于不洁净的饮食场所，尽量不去消费，以刺激餐饮业者提升质量。

引起腹泻的途径，并不只有饮食而已；就小孩而言，最常见的是病毒感染而引起的，也是一般所说的感冒或上呼吸道感染。这种腹泻通常不会很严重，但不妥善治疗，有时也会拖很久。

腹泻是肠子在告诉我们，它不能再接受任何东西了，因此腹泻时不要怕小孩饿，而乱塞东西给他吃，只需要补充足够的水分和电解质，就是最好的治疗。有些人以市面上的运动饮料或开水加点盐巴，就当作所谓的电解质溶液给腹泻的小孩喝，其实是相当危险的。接受医师处方的电解质溶液才是最上策。

病毒感染所产生的腹泻，其预防之道最为简单，只是举手之劳而已。只要勤洗手，尤其由公共场合回到家中就立即洗手，而后才接触小孩，就可以大大地降低感染的机会。

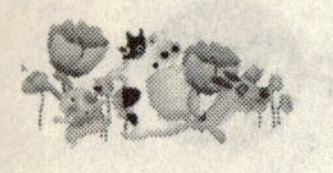

功能性腹痛

小安就读小学二年级，个性非常开朗、活泼，身体状况一直相当不错。

不过最近几个月，却不时地听到她抱怨肚子痛。有时在学校痛起来，还要麻烦老师打电话回家，让爸妈把她接回去，可是不到半途，肚子就不再痛，整个人像没有事似的。

腹痛的情况，有时轻有时重，有时长有时短，有时三五天痛一次，有时却一天痛好几次，白天痛居多，偶尔夜里也会痛起来，有时空肚子时会痛，吃饱了也会痛。送到医院检查时，往往腹痛就消失了，也查不出个所以然来。

爸妈也曾怀疑是不是小安的课业或生活上有压力，而用肚子疼痛来表现，但思前想后也找不出这些心理压力的存在。

小安的腹痛，我们称作“功能性腹痛”。

所谓“功能性”，简而言之，就是有确实的症状（如头痛、肚子痛），而无器官实质上的病变（无肿瘤、无肠阻塞等现象）。所以，功能性腹痛表示有反复腹痛的事实，但做各种有关消化道的检查，却查不出哪儿有毛病。

这种反复腹痛的现象，在幼儿园和小学低年级的小朋友特别多。

有些家长会以为小孩的腹痛是装出来，是因为不想上学的缘故。有的则认为是小孩心理有压力，而以腹痛表现出来。有些人则以为是小孩乱吃东西或肚子里有寄生虫才导致反复的腹痛。其实这些想法都不正确。

功能性腹痛是的的确确的痛，绝对不是装出来的。当小孩正痛的时候，我们要抱着同情的态度来安慰他，不要以责备的口吻教训他不该乱吃零食或什么的，这是无济于事的。

功能性腹痛通常不会痛很久，只要我们适度的安慰，疼痛的感觉很

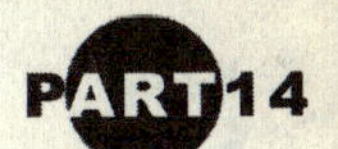

快就会消失。如果疼痛不止，可以在肚脐眼附近抹些薄荷油或万金油，或是家中有甘油球时也可以由肛门口灌一粒，这些措施可以使得肠子的蠕动恢复顺畅，因而不再疼痛。

小孩子腹痛的原因相当多，有些需要药物治疗，有些需要手术治疗，功能性腹痛则两种治疗都不需要，除了疼痛本身会自行消失之外，年纪较长，整个功能性腹痛的表现也会自行消失。有经验的父母，往往能凭感觉就知道小孩的腹痛是不是属于功能性的，需不需要进一步治疗。

对一些经验较为欠缺的父母，下面的提示可作为小孩腹痛时是否需即刻送医的参考：腹痛时如果伴随着发烧、呕吐或腹泻，就不是功能性腹痛，需立即送医；腹痛时间持续过久，而且疼痛程度与时俱增，这也不是功能性腹痛的特征，也该立即送医检查与治疗。

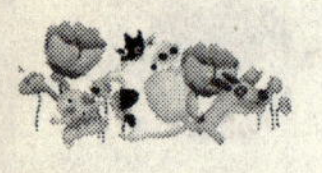

持续不断的肚子痛

小孩子肚子痛是常见的事，但多半痛一阵子就过去了。方方也曾叫过肚子痛，但这一次的痛法，给人的感觉就是不一样。

开始痛的时候，妈妈像往常一样，叫他先去厕所坐马桶，看看是不是大便解出来后会好一点，但是无效，肚子还是持续的痛。妈妈又用了万金油在肚脐周围涂抹了一圈，也没有帮助，疼痛照旧。

由于痛了一整天，又没有吃什么东西，妈妈怕他受不了，只好叫车送到急诊室来。帮他做腹部的检查时，手按压到任何部位，他都叫痛，可是腹部的肌肉却还是软软的，不像有腹膜炎或阑尾炎时那般的硬。

找了小儿外科的医师来会诊，也没有阑尾炎的确切证据。既然还不到开刀的时候，但小孩还在痛，要怎么办呢？只好在急诊室吊起点滴，继续观察了。

隔天，方方突然发起高烧，腹部疼痛情况照旧，但还是没有腹膜炎或阑尾炎的迹象。这时我们在急诊室的医师反而宽心了，因为这很可能是病毒感染引起的肠系膜淋巴腺炎。

果然，再过一天，方方的腹痛逐渐减轻，而终于回家去了。

小孩子肚子持续的痛，而使得父母将他（她）送来医院急诊室求诊，心中最大的疑虑多半是要了解小孩是不是得了盲肠炎。事实上，医师们碰到这种情况，也一定会考虑盲肠炎的可能性，排除了这种可能性，才敢开出药方止痛。

盲肠炎的正确名称应该是“阑尾炎”。阑尾是附着于盲肠末端的一个构造，外形就像一只蚯蚓。在这篇文章内，我们将沿用“阑尾炎”这一称谓。

典型的阑尾炎有腹痛、呕吐、发烧等症状。腹痛多半是持续性的，最初可能痛在上腹部，感觉好像胃部不舒服的样子，随着病情进展，最后疼痛的部分会跑到右下腹部，亦即阑尾所在的位置。

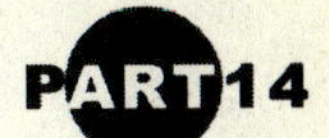

疼痛的同时，有的人会有恶心的感觉。如果吃了东西，往往就会吐了出来，开始痛时，体温多半是正常的，但时间一久，微烧就会出现。

阑尾炎一经诊断，治疗的方式就是开刀切除，光用药是绝对无法把阑尾炎治好的。如果延误了开刀的时机，阑尾炎化脓破裂，就会变成腹膜炎，这时就更难治疗了。

但是小孩的腹痛中，不需开刀的情况很多，肠胃炎会腹痛、呕吐、发烧；感冒也会腹痛、呕吐、发烧，许多时候都必须经过几小时，甚至几天的观察，才能鉴别出哪些腹痛是必须开刀的，哪些是用药就可以的。其中最难与急性阑尾炎区别的就是“肠系膜淋巴腺炎”。

肠系膜是悬挂于小肠的一张膜状组织，上面有许多血管，可以供应营养物质给小肠肠壁组织，还有许多的淋巴结。

我们身体遭受病毒感染时，如果病毒跑到这些淋巴结上，就会出现肠系膜淋巴腺炎的症状：发烧、腹痛、呕吐。临床症状有时几乎与阑尾炎分不开来，这时只好先打上点滴观察，阑尾炎的腹痛，虽然有时轻有时重，但是持续不断的，而肠系膜淋巴腺炎的腹痛，则为间歇性，很可能这一阵子痛个不停，隔不多久又舒服了一阵子，再过一会又再痛起来。经由仔细的观察，就可以判断出腹痛的真正元凶而决定需不需要开刀了。

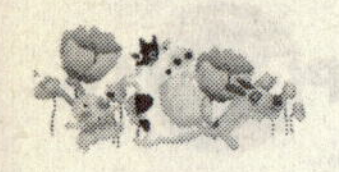

大便像羊屎

“张医师，我这女儿每天都不肯好好上厕所大便，上厕所对她而言好像是件天大的难事。每次都要耗上好多时间才能解出一点点像羊屎一样的粪便，有没有好办法使她大便顺畅一些?”

“您女儿平时的饮食习惯怎么样?”

“她就只喜欢喝牛奶，饼干、点心、蛋糕等也吃，就是不喜欢正餐，蔬菜、水果吃得更少。”

“她便秘的原因很单纯，就是食物太细致了。缺少纤维质，自然大便的分量就少。只要她肯多吃一些含有纤维质的食物，大便就不会再像羊屎那样了。”

“可是要她上桌吃饭或吃蔬菜水果实在太困难了，她就像神仙一样，什么都不吃，但精神还是好得很。”

“问题在于她又喝牛奶又吃糕饼、点心，零嘴吃得太多，自然没有胃口再吃正餐了。”

许多小孩大便像羊屎一样或大便很硬、很难解出来，完全是饮食的缘故，就和小英的情况完全一样。

现在市面上太多饼干、糖果、甜点、饮料等，吃了会饱，却没有什么营养，更缺乏纤维素的食品。小孩吃多了这些东西，自然没有胃口吃饭，因此所摄取的纤维质更为减少，而纤维质为大便通畅最主要的成分，缺少了它，大便自然又干又硬而且量又少，不易排出。

其实，小孩是可以好好训练他吃正餐的，只要下定决心，不让小孩吃一些所谓的“垃圾食物”，一旦他肚子饿了，餐桌上有什么东西，他自然愿意吃了。症结在于，有多少家长能够定下如此严厉的家规，而不让小孩接触任何零食呢?

除了大便像羊屎一般，有些小孩还有便秘的情形。所谓便秘，并不是两三天解一次才叫做便秘，只要大便很硬，排便很困难，不管是一天解一次或三五天才解一次，都可以算是有便秘的现象。

便秘的原因，除了前述的饮食因素之外，还有许多是疾病造成的。

因病卧床太久的人，由于活动力减低，连带的肠子的蠕动功能也差，因此会有便秘的现象。

内分泌异常的人，尤其是甲状腺功能低下的小孩，也会有便秘的症状。

婴儿如有先天性巨结肠症，由于大肠蠕动欠佳，因而会便秘。

脑性麻痹的小孩，活动力差，就如同卧床过久的病人，也会有便秘的情形。

六至十二个月大的婴儿应该开始添加副食品，使他渐渐适应成人的饮食，如果依然以牛奶为主，而不吃其他东西，也会有便秘的现象。

便秘的治疗并不困难。如果饮食没有办法改正过来，可以用口服的软化大便和刺激肠蠕动的药，效果通常不错。如果大便一直想解却解不出来，可以用市面上的甘油球灌进去，大便很快就能解出，不过灌肠的方式偶尔为之可以，不宜长期使用。

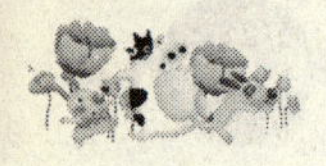

大便红红的

王先生和王太太白天都要上班，雄儿是他们第一个结晶，舍不得托不熟识的人照顾，幸而雄儿的奶奶身体非常硬朗，因此白天照顾雄儿的工作就落在奶奶身上。晚间下班之后，王先生和王太太再顺道到奶奶家接雄儿回到自己家中照顾，也让奶奶在照顾一天之后，晚间能好好地休息一番。

这一天接回家中，却见雄儿无缘无故的突然大哭起来。怎么哄也哄不住，以为他要吃东西，塞奶瓶到他嘴里他也不吸，以为是尿湿了或解大便了，尿布却还是干干的。折腾了一番，他又自个儿安静下来，很疲倦的入睡了。这样反反复复地大哭，到后来还把胃里的东西吐了出来，弄得两夫妇不知如何是好，只好半夜打电话请教奶奶，奶奶虽有育儿的经验，也想不出个所以然来。

到最后，发现雄儿解出的大便红红黏黏的，就像果酱一般，跟平常的大便完全两样，夫妇俩就知道有问题，赶紧带去医院的急诊室。值班的医生看了看雄儿的大便，又做了腹部超音波检查，确定雄儿有肠套叠的现象，幸而时间还不算久，不必进手术房开刀，在X光诊察室内用钡盐灌进肛门，很快的就把套叠住的肠子推回原位。

肠套叠是好发于婴幼儿时期的消化道疾病。间歇性的腹部绞痛、呕吐和大便带血是这种疾病的主要特征。

肠套叠时大便很特别，它有很多黏液，混合了暗红色的血液，形成如草莓酱般的外观。有经验的人，凭着大便的特质，便可判断出小孩是肠套叠的缘故。

如果及早诊断出来，可以借X光的帮忙，不需手术，由肛门灌入钡盐把套叠着的肠子推回原位。但稍有延误，就必须借助开刀，由外科医师用双手把套叠的肠子挤压回原位。若耽搁得更久，套叠部分的肠子一坏死，就只好手术切除了。

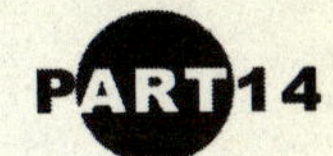

婴儿时期，大便带血最常见的原因是肛裂，就是指肛门口有裂缝，这时大便上会沾上一丝丝鲜红的血丝，通常是便秘的小孩比较容易出现这种现象。

孩童时期常有胃肠炎，如果比较严重，肠黏膜被破坏了，也可以在大便中看到血。如伤寒、痢疾等肠炎，往往就会有便血的现象。

小孩同样也有消化性溃疡，如果在胃部或十二指肠部位出血，则可以看到大便都是黑黑黏黏的，就如同熔化的柏油一般。这时肉眼虽然看不到红红的血，但取一些大便去化验，就可以马上发现到大便里潜藏了许多血。

如果大肠瘤或是息肉引起的出血，量多的话，就可以解出鲜红的血；量少的话，肉眼是看不出来，必须靠粪便的检查才能得到答案。

大便带血也是儿童时期常见的症候之一，绝大多数的情况都是良性的，不需做任何处理。但是，发现小孩便中带血，还是该把粪便留下，带去医院化验并请教医师，毕竟还是有些情况是必须即刻处理的，如肠套叠即一例。

PART 15

体温过高——发烧

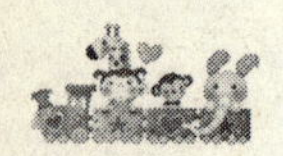

发高烧会不会烧坏脑子

中中是个两足岁的小男孩，各方面的发育都相当好。过去除了偶尔小感冒之外，身体一直都很健康。这一次生病，情况就完全不同了。

起初也是一些感冒的症状，咳嗽、流鼻涕、打喷嚏是免不了的。就是发烧也只是轻微的烧，过去这些症状两三天就会好转，这一次却不一样。过了几天，症状越来越严重，体温也越来越高，每次到诊所，中中的妈妈总是要求医师赶快打退烧针把体温降下来，她怕烧得太高或太久的话，中中的脑袋会烧坏而变笨。

到底烧得太高会不会把脑袋烧坏？

首先我们要了解人体为什么会发烧。

我们生病时会产生各种症状，这些症状等于是发自体内的警示讯号，告诉我们身体某个部分有毛病，该注意了。体温上升，亦即所谓的发烧，也是体内疾病的一种反应。

会引起发烧的疾病非常多，最常见的是病毒或细菌感染，包括一般的感冒、扁桃腺炎、肺炎、中耳炎等，都会使体温上升。此外，白血病、淋巴癌、胶原病（红斑性狼疮）等也会出现发烧的现象。

就病毒或细菌感染的疾病而言，发烧有双重的好处。一方面作为警示讯号，让我们知道疾病的存在而及早做处理；一方面发烧可以增强身体的抵抗能力，亦即医学上所说的免疫功能。

脑细胞的主要成分是蛋白质，如果这些蛋白质被破坏或变性，脑细胞就死亡而失去功能了。我们由煮蛋的经验，就可以发现到蛋白原本是透明滑动的，当温度升高时，就渐渐凝固变白。因此，体温高到某一个程度以上，的确可以使脑细胞内的蛋白质变性，而失去功能。不过，体温通常需要高达 41℃到 42℃以上才有可能使脑细胞受损。

临床上只有一种情形可能导致体温过高而伤及脑细胞。那就是一种特殊体质的人，对某些全身性麻醉剂过敏，一旦接触到那些麻醉剂，体温便急速上升超过 41℃。一般疾病引起的发烧是达不到这么高的温度的，所以可以肯定地说，发烧是不会烧坏脑子的。

由以上的说明，我们应该可以了解“体温上升”并不可怕，对人体也无大碍，更不会烧坏脑子。

在这里一定有人会问，既然发烧不可怕，为什么还发展出退烧药或退烧针来退烧呢?

发烧固然无害，但发烧时还是会让人觉得不舒服。发烧也会加速人体的新陈代谢率，对于身体已经衰弱、胃口已经变差的病患而言，会加速体力的耗损，因此发烧时还是应该吃些退烧药使身体舒爽一些，不过目的仅此而已，并不是说怕烧得太高而把脑袋烧坏，所以才需要吃退烧药。

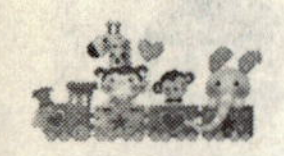

高烧不退该怎么办

中中这一次的感冒确实异乎寻常，除了咳嗽的症状与日俱增之外，发烧的情形也未见好转，反而有越烧越高的情形。起初，一整天只烧两三次，而且体温并不很高，吃了家中现有的退烧药，很快就能把体温降下去。现在不一样了，每次烧起来，体温都高达 39℃度以上，吃了退烧药，体温降下去，但还是有 38℃左右，而且三四个钟头过后，体温又急速上升，有时甚至吃了退烧药体温也不降。

中中虽然烧得相当厉害，但烧退的时候，精神还是相当好，可以跟爸爸、妈妈说说笑笑，也可以跟哥哥、姐姐玩闹。但烧起来的时候，整个人就变得无精打采，不笑不闹，一副很疲倦、很不安的样子。做父母的总是非常心焦，该如何帮助中中早点把烧给退下去，使他恢复平时的活力呢？

在人体脑部有一个称作下视丘的部位，人体维持体温恒定的中枢即位于此，称作“体温调节中枢”。

体温调节中枢的功能，和冷暖气机的恒温装置是完全一样的。冷暖气机有了恒温装置，如果我们将之定在 25℃，冷暖气机就会视室内温度之高或低而运转；当室温超过 25℃，冷气机就启动，将室温降至 25℃。反之，当室温太低时，就会发动暖气装置，把室温提升到 25℃。

人类的体温调节中枢扮演的角色，就是将体温维持在 37℃左右。当体内热度上升时，这中枢就开始下达命令，让皮肤的血管扩张，汗腺开始冒汗，以便把多余的热能由体表散出去。相反的，如果它感应到体温开始降低，就会命令肌肉运动，产生热能，使体温不再下降而维持在 37℃。

不过，体温调节中枢也会失灵。什么情况会失灵呢？脑部受过伤害时，它可能会失灵；脑部长瘤时，它可能会失灵。但最常见到的是，身体受到细菌或病毒的感染而使它失灵，这就是我们身体感染疾病时会发烧的原因。

退烧的方法其实很简单，把失灵的体温调节中枢矫正过来就好了。如果是细菌或病毒感染的疾病，就等疾病好转，体温调节中枢自然就能恢复正常功能。

可是，体温调节中枢的功能还没恢复时，该怎么退烧呢？方法很简单，除了吃退烧药、睡冰枕之外，用毛巾沾湿温水，然后将全身上下擦几遍，一面擦一面按摩皮肤，使皮肤血管扩张，便可以达到散热的目的。

发烧时，身上衣服不要穿太多，四肢末端如果很冰凉的话，倒是需要保暖。

发汗也是非常有效的散热方式，往往小孩发了一身汗之后烧就退了。不过发汗需要充足的水分才发得出来，因此小孩高烧不退时，水分一定要补充得够，才有可能把烧退下去。小孩若不肯喝水，有时就需要静脉注射来补充他所欠缺的水分。

如果经过这样的处理，体温仍降不下来时，该怎么办？我们知道“发烧”本身只是疾病的征兆，对人体是不会有害的，因此纵使体温退不下来也没有关系，疾病好转时，烧自然会退。如果一定要使体温早点降下来，只好再由肛门塞入退烧的栓剂试试看，若仍无效，就只得送到医院或诊所打点滴了。

发高烧时打退烧针好不好

中中得了病毒性肺炎，连续烧了几天。爸爸、妈妈听了医师详细的解说之后，心中的焦虑已一扫而空，不过中中的外婆却有不同的想法。

外婆每次看到小外孙发起高烧时，那种疲倦、痛苦的神情，心头非常不忍，总是希望医师马上替中中打一针退烧针，让体温快点恢复正常。

中中怕痛，固然不情愿医师打针，医师本身也不太愿意这么做。

为了拒绝外婆的要求，医师跟外婆解释了好久，但始终无法沟通。后来熬不过外婆的再三请托，只好请护士小姐准备了退烧针。谁知针才扎进臀部的肌肉没多久，就见中中脸色发青、两眼翻白、手脚抖动、呼吸喘促、意识全无。

幸亏急救得宜，在打了解药和送上氧气之后，中中的肤色才渐渐回复红润，呼吸也不喘，人也清醒过来。真是虚惊一场。经历这次的教训，外婆再也不敢要求医师打退烧针了。

我们曾经谈过，“发烧”只是疾病的症候，本身对人体无害，更不会烧坏脑子。至于发烧时吃退烧药来降低体温，目的只是使病人感觉舒服一些，对于疾病治疗是没有任何作用的。因此发高烧时，需不需要打退烧针，答案就很明显了。是的，发高烧时是没有必要打退烧针的。

退烧针的副作用：

许多家长会以本身有限的经验强调退烧针剂对小孩没有害处，但站在医师的立场，却不能完全同意这种想法。固然许多小孩打了退烧针没有任何副作用，但也有相当数目的小孩却会产生不同的反应。

在肌肉注射部位产生疼痛，以致脚不敢走动，或走的时候不敢用力，以致走路会跛，是相当常见的事。这种情形多半是暂时性的，过了一夜，到第二天起床时多半会好转。

运气比较不好的是将针剂注射到坐骨神经，影响到下腿或足部的运

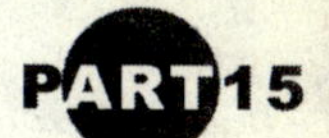

动功能，这种情形往往是永久性的，没有办法完全恢复正常。

还有不少小孩，在臀部注射之后，注射的地方逐渐凹陷下去，而形成一个或深或浅、或大或小的陷窝。这是由于皮下脂肪或肌肉萎缩而产生的，不过只会影响到臀部的美观，对双腿的功能不会有任何影响。

若是注射之后产生青蛙腿就又是另一回事了。青蛙腿的小孩蹲在地上时，两个膝盖会往外侧偏而无法紧靠在一起，这个姿势就和青蛙的后腿是一样的，所以称作青蛙腿。矫正之途只有依赖外科手术。

运气最差的是对药物起休克反应的小孩。一针打下去，很快就引起休克，甚至死亡。这是一种过敏反应，防不胜防，一旦出现这种反应，除了当时的紧急处理之外，能够恢复与否，就凭病人本身的造化了。

虽然我们有许多退烧的针剂可以帮助小孩退烧，但是“发烧”本身是对人体无害的，所以有没有必要冒着小孩可能会对针剂产生反应的危险，用退烧针来帮忙小孩退烧，是值得深思的。

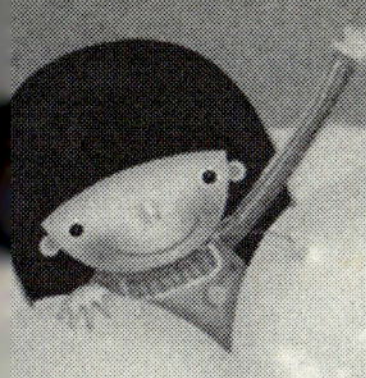

PART 16

两种与人名有关的疾病

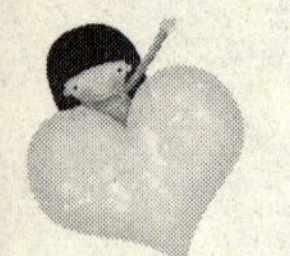

雷氏症候群

邹太太的三岁男孩，感冒才好了一周左右，又突然吐了起来，精神变得很差，成天昏昏沉沉的。本来以为又感冒了，谁知一送到医院急诊室，值班医师验了血之后，马上发出一张病危通知书，并且把小孩迁至小儿加护病房。

邹太太先是吓了一跳，问医师到底小孩是怎么一回事，医师说怀疑他患了雷氏症候群。邹太太在报章杂志上读过这种病症的报道，是相当严重、死亡率相当高的一种病。虽然忧心忡忡，又帮不上忙，就只有拜托加护病房的护士和医师尽心尽力了。

邹小弟弟住进加护病房不久就一直处于昏迷状态，过了三天才逐渐苏醒。虽然反应不若从前那么好，但能醒来，邹太太已经要谢天谢地了。

唯独发生于小孩，而从不发生于成人身上的疾病有不少，雷氏症候群即其中之一。

这种病症是由澳洲的雷医师于 1963 年首先于医学文献上发表出来，所以用他的姓氏来称呼。为什么会产生雷氏症候群，目前仍找不出确切的原因，可以确定的是，它不是一种传染病。

典型的雷氏症候群的发病过程是这样的：病发前一周有轻微的感冒症状，中间几天则完全正常；到了发病的那一天，就开始呕吐，过没多久，意识就逐渐变坏，起初只是昏昏沉沉，很想睡觉，后来就昏迷不醒。

抽血检查可以发现到除了血糖值偏低、血液偏酸这些不正常的现象之外，血中的氨值则不正常的偏高，诊断并不困难。

困难的地方在于治疗。当然越早发现，越早治疗，效果会越好。如果小孩已经昏迷再就医治疗，纵使能保住一条小命，往往会留下神经方面的后遗症，这是因为雷氏症候群主要的伤害是在脑部。在雷氏症候群

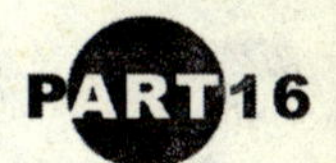

的急性期，脑部的压力很高，加上许多病童合并有缺氧、低血糖等现象，对脑细胞都是很大的伤害。

近几年，治疗雷氏症候群的技术进步很多，加上家长和医师的警觉性提高不少，因此许多病童就在“早期诊断，早期治疗”的原则下得以痊愈，而不留下后遗症。

目前，关于雷氏症候群，争论最多的是“阿司匹林”。美国的调查，认为服用阿司匹林可能跟雷氏症候群的产生有关，使得美国的医师和家长不敢用阿司匹林来帮小孩退烧。法国的卫生部门却不认为阿司匹林跟雷氏症候群有关，所以对于阿司匹林的使用没有特别的禁忌。台湾地区的卫生部门于 1987 年发布阿司匹林与雷氏症候群有关的报道，当时就有许多家长担心小孩服用含了阿司匹林的退烧药会得到雷氏症候群。较为客观的调查，还是认为阿司匹林与雷氏症候群无关。不过，在出水痘或罹患流行性感冒时，最好还是不要用含阿司匹林的退烧镇痛剂。

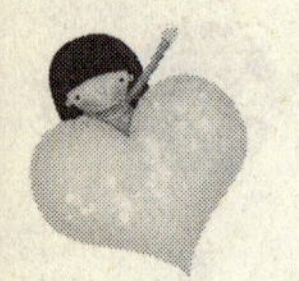

川崎病

小毛前前后后已连续烧了一个礼拜，进出邻近的小儿科诊所不下三次，却一直未见好转。

一般的感冒很少会让小孩烧得那么久，刘医师根据他的经验判断，小毛罹患的一定是较不寻常的疾病，因此写好转介单，敦促李太太赶紧带小毛去大医院住院检查。

在这家大型教学医院也住了差不多一周之久，有一天小毛的手指尖端脱下一整片的皮来，这才确定了他所得的病——川崎病。

川崎病是日本的川崎医师首先在文献上发表出的，疾病的原因至今仍不清楚。

它的临床表征包括：

连续高烧不退超过五天以上。

眼睛结膜发炎充血，看起来很红。

颈部淋巴线会肿大起来。

舌头很红，表面看起来就像熟透的草莓。

嘴唇会干裂。

皮肤有时会出现红疹。

手指和足趾的尖端部位会一整片地脱皮。

上述这些症状都会完全痊愈，不致对人造成伤害。但是，川崎病有时会影响心脏的冠状动脉，形成冠状动脉瘤，病人会因此出现心肌梗死或猝死。这是川崎病对人体危害最大的地方。

因此，一旦诊断确定是川崎病，往往还有许多针对心脏方面的检查要继续做下去。小毛比较幸运，做了心电图与心脏超音波图，确定心脏没有问题，没隔几天就出院了。

如果发现心脏的冠状动脉已被波及，除了必须立即积极的治疗，往后还必须定期地回到医院复查。

许多疾病的初期症状都是以发烧来表现，白血病、淋巴癌、红斑性狼疮、伤寒、结核症等莫不如此，往往让临床医师无法立即做出正确的诊断。像小毛的情况，是等到手指脱皮了，才确定是川崎病，这是靠着临床症状发展出来，不必依赖检验室就能得到答案的疾病。其他的疾病，往往就需要家长密切的合作，让小孩接受一连串的实验室检查，才有办法找出确切的病因，而予以最适当的治疗。

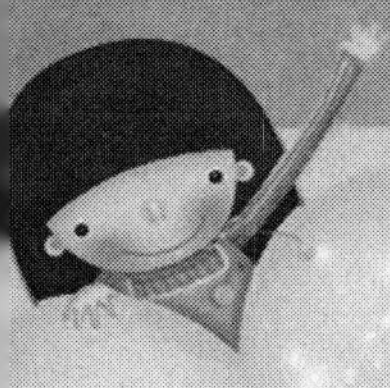

PART 17

夜里出现的毛病

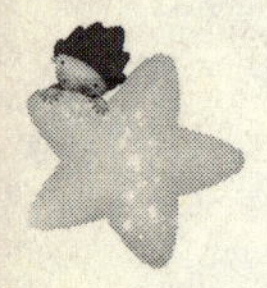

小孩夜里叫腿痛

这些天来，小民每到夜晚入睡后没多久，就会醒来喊腿酸或腿痛，要奶奶帮他揉一揉。有时还会痛得大哭大叫，但没过多久，又没事而能安然再度入睡。第二天起床以后，一切的活动都很正常，跑呀、跳呀样样照常来，可是一到晚上睡觉时，同样的情形又再度出现。

虽然小民看起来毫无问题，尤其白天的活动情形，根本就是个完全正常的小孩，但奶奶还是不放心，总认为小孩子夜里会因腿痛而醒来，一定有原因的。

吴医师可以算是他们的家庭医师，在附近行医二十多年，经验非常的丰富。小民自出生之后到现在五岁了，有任何毛病，都是找吴医师的。听了奶奶的陈述，不待检查，吴医师已经知道小民的腿痛是所谓的“生长痛”，心中便开始盘算该如何向奶奶解释小民的病情。

生长痛，在医学上还没有找出确切的原因来解释。由于这类型的疼痛，都发生于年纪较小的小孩，正是生长发育的阶段，就把它叫做“生长痛”。

和一般的肌肉疾病或骨头、关节疾病所引起的疼痛，最明显的差异是：生长痛多半出现于晚上或夜里，小孩正要休息的时候或入睡后不久时，而白天怎么跑、怎么跳都没事。今晚纵使痛得死去活来，隔天照样生龙活虎，仿佛一点事情也没有发生过似的。

相反的，如果是肌肉、骨骼或关节发炎时，多半在用力的时候，如走动、跑步或跳跃时，会更加疼痛。休息没有出力的话，就觉得疼痛感大为减少。因此白天的时候，病人很不愿意走动，就算走动时，也可以看出疼痛的那一腿不敢出力。

生长痛是完全良性的，只要年岁稍长，便不会再发生。至于正疼得厉害时，也不需做任何处理，过十几二十分钟之后自然会好。不过，在当时还是可以安慰他，或帮他按摩一下，或用热毛巾敷一下，小孩心理上会觉得较有安全感，不至于大哭大闹，而吵到家人或邻居的安眠。

有一种骨头的良性瘤，也是会在夜晚的时候痛得特别厉害，不过疼痛的部位不限于两腿，而视瘤长的部位而定。这种瘤引起的疼痛，程度都相当剧烈，疼痛的时间也拖得较久，临床上，并不难与生长痛区别。

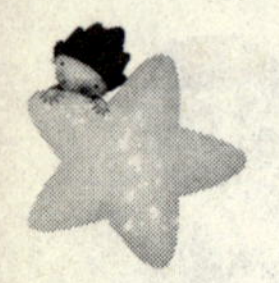

半夜号啕大哭

以下是一位母亲对我的陈述：

“我这个小孩最近这两个礼拜，每天晚上都睡不好，半夜两三点左右就突然醒来。时间一到眼睛亮起，就像看到鬼似的，一脸惊恐的表情。有时还莫名其妙地大哭起来，哭得好凄惨，怎么哄他也没法让他安静下来；可是十几分钟后，他自己就不哭了，而且倒头就又睡着了。第二天早上醒来，他完全不记得夜里折腾了大家一夜的事。到底是怎么回事?”

“这就是所谓的夜惊，文学上的讲法叫做梦魇。对小孩是没有什么坏的影响的。”不少小孩有这个问题，我很了解。

“可是吵得我们每天都睡不好，又怕吵到隔壁邻居，还要担心别人会误会我们虐待小孩。”

“如果这样的话，我开些药，睡觉之前给他服用，也许会有点帮助。”虽然不开药也可以，可是为了安家长的心，有时还是需要开些药。

“药会不会有什么副作用?”

“药当然会有一些副作用，不过副作用很轻，也不见得每一个人吃了就一定会产生副作用，不用担心啦!”现在的人知识都很丰富，服用药物一定会先考虑到副作用，这是好现象。

“那我可不可带他去收惊?”

“……”就研习现代医学的我而言，本来应该是不知如何回答才是。但我本身并不反对传统医学，只要他们找到的地方不是黑店，收费合理，给的药没有添加不良的成分，我还是会同意这些家长的意愿。

睡眠当中，脑的所有功能并不是完全静止的（如果完全静止的话，就等于死亡了），所以我们可以做出许许多多印象鲜活的梦，这些梦境绝大部分在我们清醒后就都忘了，只有特别甜美的梦或异常恐怖的梦，会带给我们较深的印象，如果梦醒时反复回味，才会把梦境的一切深印在脑海里。

恶梦往往会使人从梦中惊醒，刚醒来时往往还分不清是真是梦。稍过一会儿，人完全清醒，才真正了解刚才是身处梦境，而松下一口气，这时往往还要一段时间才能再度入睡。在梦中，有时也会随着梦境大哭大叫，和夜惊有点像。

夜惊的情形，就如同前面这一位妈妈的描述一样。梦者除了大哭大叫，脸上给人的感觉就是恐惧、惊吓的表情，而结束时，他能倒头就睡，并且对发生过的事一点印象也没有。

至于梦游，是比较少见的现象。梦游者会突然由床上起来，下床走路，有时则去开门到街上走或骑脚踏车，有时则去开冰箱门，拿出一些食物，准备要弄东西吃，最后又自行回床上睡觉，他本人对发生过的事也是一点记忆也没有。如果在梦游当中叫醒他，他会很讶异自己竟然会做出这些不可思议的行为。

上述这些梦中的现象，都是无害的，并不算是一种病态，基本上是不需要做任何处理。不过对于梦游的人，我们可以给予适度的保护，以免他在梦游中做出危险的动作而伤害自己。

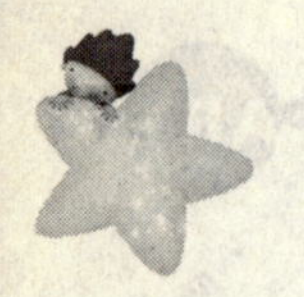

夜里尿床

美玲十二岁了，在班上的成绩一直维持前几名，美术、音乐、体育等项目也都做得很好。但学校举行的一些团体活动，如露营、旅行等需要在外过夜的活动，她都不愿意参加。

她心里其实很想参加，但是她不敢，她怕万一同学知道了原因会笑她。

她会尿床，她自己也不知道怎么回事。她妹妹比她年纪小很多，每天夜里床都干干的，而她的床，一个月里面难得几天是干爽的。

为了不尿床，该做的她都已经做了。晚饭以后，绝对不吃水果也不喝任何饮料，上床睡觉之前一定先到厕所一趟。可是早上起床，她的床终究还是湿了。

每一个人，小时候都尿床过，所以尿床是正常的现象。

但是长大之后，尿床的人就很少，绝大多数的人都不再尿床。这时如果还尿床就显得不寻常了。

尿床本身并不代表有毛病。如果是野生动物，尿就尿在地上，也就没事了。可是人类越住越舒服，睡在床上不算，要睡弹簧床，还要铺上精美的床罩和床单，这时尿在床上，就是很大的困扰。

会尿床的小孩，通常需要先检查肾脏或膀胱的功能。有些时候，这些器官的毛病也会使小孩出现夜尿的现象。如果都没有问题，我们可以先等等看，通常年纪渐增，神经控制的机能越成熟，夜尿的情形就越有可能获得改善。如果到了五岁时还常尿床，就需要积极的处理，以免进了小学遭到同学的讥讽。

治疗夜尿的方法不外乎下列三种：

第一种方法不需借助任何设施或药物，只要小孩照着做就行了。第一步是训练膀胱的忍受力。白天尽量多喝水，然后等到膀胱胀得很难受了再去解出来，目的是让膀胱能长时间忍受更多的尿液。第二步是晚餐以后不再喝水或吃水果。第三步是入睡前一定先上洗手间解尿。第四步则是父母的工作，小孩睡后一至二个钟头，再把小孩叫醒解一次尿。有些小孩就能一觉到天亮而不再尿床。

第二种方法是依赖电子装置——尿床垫。这种垫子铺在床单下面，尿床时，尿液弄湿床单以及其下的尿床垫，垫子上的感应器会感应到而发出警鸣，把小孩吵醒。这时小孩就必须起床把衣裤和床单换过，才能再上床睡觉。起初，小孩也许要等警铃响了很久才会被吵醒，久而久之，会被训练得很敏感，刚一尿湿，警铃一响，他就醒来，而憋住还没有解完的尿，等到了厕所再解。到最后，小孩会一感觉到尿意就醒来，从此不再尿床。

最后一种办法是靠药物。药物对控制尿床很有效果，但复发率也高。一旦停用药物，小孩往往会再度尿床。所以药物通常是作为短时期的救急之用，如小孩要与同学出去露营或去亲戚家过夜，怕他在别人家尿床或给其他同学知道的话会很不好意思，这时如果先服用药物，就可确保晚间不尿床了。

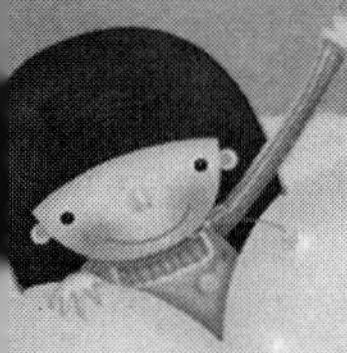

PART 18

其他病症

如果你的小孩总是喊痒

晚饭时刻，就听到玲玲对妈妈说，她身上有些地方好痒。妈妈以为是蚊子叮到，给她擦了一些万金油后就没再理她。

玲玲睡到半夜，觉得浑身上下越来越痒，难受得很。只好起床把妈妈也吵醒，把灯开了之后一看，这哪是蚊子叮的，全身都是一块块或大或小的斑块，红红地浮出皮肤表面，而且越抓越痒、越抓越多。

好不容易熬到天亮，赶紧去到附近的林小儿科。林医师看了一眼便认出这是风疹块，帮玲玲打了一针止痒针后，又开了一些口服药让她服用。

打过针后，很快的，身上的红疹就一块块地消退，而且不再觉得痒了。离开诊所之前，林医师还特别嘱咐玲玲的妈妈，近期之内不要让她吃海鲜、蛋类、巧克力等容易引发风疹块的食物。

风疹块是皮肤疹中相当常见的一种，尤其在小孩更为常见。

风疹块的名称虽有风，却和风没有直接的关系。它是一种过敏的反应，不过这过敏反应不是因皮肤直接的接触引起的，多半是吃了某些食物，使皮肤上的一些细胞释放出一种物质，而引起皮肤疹和痒的感觉。

容易引起风疹块的食物，大家最熟悉的莫过于海鲜和蛋类了。任何海鲜，不管是海鱼、河鱼、虾或蟹，新鲜的或渍过的，都有可能引起风疹块；蛋类也一样，不管是鸡蛋、鸭蛋、鹌鹑蛋、咸蛋、卤蛋、荷包蛋，同样都可以引起风疹块。

我们夏天常吃的竹笋或芒果，以及最近进口非常多的巧克力、杏仁果和奶酪，也会引起风疹块，但较为罕见。

目前许多食物都添加了一些人工色素、人工甘味、防腐剂等，许多肉类和蛋类还含有抗生素，这些成分同样也会引发皮肤的风疹块。

婴幼儿的胃肠功能仍不健全，对食物的消化与吸收异于成人。这就是为什么小一点的孩子较常发生风疹块，或是有些人在小时候吃虾会过

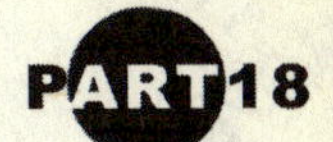

敏，但到长大再吃虾时，却不会有风疹块的原因所在。

避免风疹块发生最好的办法，就是禁绝某些食物的摄取。如果已知对海鲜过敏，最好半年之内不要再吃到同样的东西，其他会引起过敏的食物也最好少吃。如果想要再吃那种曾经引起风疹块的食物时，最好是吃新鲜的，而且一定要由少量开始，才不至于又再引发风疹块。

婴幼儿的肠胃不够健全，因此在周岁以内，上述提到的东西最好不要吃。要提醒各位，蛋会引起过敏的只是蛋白部分，所以在婴儿时期，蛋黄仍是可以吃的。

一旦出现了风疹块，治疗相当简单。若要求速效，打些止痒或抗过敏的针，则疹子和痒的感觉很快就会消失。若不愿接受注射，口服的药物效果也很好，但疹子和痒消退的速度较慢。

许多家长一看到小孩身上的疹子退了，就自行把药停下来，但往往风疹块不久就又浮现出来，而变成慢性的风疹块。因此，一定要遵照医生的指示，纵使疹子消失了，皮肤不痒了，还是要继续服用数天的药物，以免演变为慢性风疹块，而致更难治愈。

不可以乱说蚕豆哦

电视广告上新推出了一种蚕豆酥的休闲点心，五岁的小虎吵着妈妈也买了一包给他，味道很好，小虎一口接一口地吃，一下子就把整包蚕豆酥吃光了。

到了晚上，小虎精神不太好，也没有胃口吃晚饭，妈妈想也许是零食吃太多的关系，便没再去理他。饭后大伙正坐着看电视时，只见小虎的气色非常难看，原来红润的脸颊变得苍白中带黄，呼吸也有些急促，后来上厕所时解出来的尿像红茶色，大伙才紧张起来，赶紧将他送到医院的急诊室。

验血发现他贫血得很厉害，需要马上输血；尿液检查起来，发现尿里都是红血球。值班的医师立即做出“急性溶血性贫血”的诊断。

为了探讨病因，医师详细询问了小虎这些天是否有感冒、服用某些药物或接触某些化学物质，妈妈思前想后，把下午买了包蚕豆酥的事也告诉了医师。一听到“蚕豆”二字，医师马上联想到所谓的“蚕豆症”，又从小虎身上抽了些血去化验，终于确定了小虎的病因。

红血球如果缺乏一种叫做葡萄糖六磷酸去氢酵素的酵素，细胞膜就会变得比较脆弱，这时血液里面如果有一些具氧化作用的氧化剂，红血球的细胞膜就很容易破裂。大量的红血球在短时间内同时破裂，临床上就会出现急性溶血性贫血的症状。

急性溶血性贫血的症状包括下列这些：由于贫血的关系，脸色会变得苍白，但不同于大量失血的情形，苍白中还带微黄，这是溶血之后，血液里的胆红素增加的关系。由于贫血，病人会觉得心跳得很快，全身无力，食欲欠佳，站立过久极易头晕，甚至无法站立。溶血之后的血红素由尿中排出，所以尿会呈现红棕色或茶色。抽血检验，可以发现到血液里的血红素很低。如果测定红血球的葡萄糖六磷酸去氢酵素的含量，可以发现到含量非常低。

至于哪些东西会使得这些人出现溶血性贫血呢？含比林成分的止痛退烧药、磺胺药、丸、蚕豆等，是较为常见的。

葡萄糖六磷酸去氢酵素缺乏所引起的溶血性贫血属于隐性遗传的疾病。也就是说病患的父母身上一定带有这种遗传缺陷的因子，他们血中的葡萄糖六磷酸去氢酵素的含量也比正常为低，但不至于低到出现溶血性贫血的程度。

这种遗传性疾病与其他的不同之处是预后良好，不需特别治疗。只需要避免接触与服用前面所提的那些药或食品，小孩就不会产生病症。

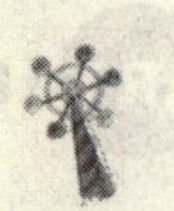

皮肤红肿

“已经烧了两天，一点也没有退烧的迹象。现在脸颊又肿起来了，到底是怎么一回事？会不会是所谓的猪头皮啊？”还没待坐定，刘太太就迫不及待自顾自的说起来。

王医师检查了小欣的咽喉，正要用手去触摸小欣脸颊的肿块时，小欣马上把头扭转开来，不让王医师的手来碰，嘴里叫嚷着：“好痛！好痛！”

“好！好！我不碰你，但总可以让我看看吧！”果然，小欣的脸颊很肿，表面的皮肤很红，是淋巴腺发炎的结果。

淋巴组织是人体的防御系统，有“敌人”（外来的病原体）入侵时，它会增生以加强防御能力，这时淋巴腺就会肿起来，等到敌人被消灭之后，它才会逐渐回复到原来的大小。

但是，防御系统也有失灵的时候，这时细菌强占住淋巴腺，在里面繁殖增长，使得淋巴腺肿胀而无法消退，就形成了“淋巴腺炎”。

淋巴腺炎的临床表征，除了发烧，淋巴腺所在的部位还会出现红、肿、热、痛等现象。这时必须用强而有力的抗生素，才能把细菌消灭而治愈淋巴腺炎。

所谓的“猪头皮”，指的是腮腺炎，是病毒感染腮腺所引起的。通常休息几天，不必用任何抗生素，病况就会自行好转。

腮腺炎本身并不可怕，但是一些并发症的影响反而大。像是腮腺炎并发的睾丸炎，如果两只睾丸都受到侵犯，就有可能造成男性的不孕症。

引起脸颊肿的原因当中，以淋巴腺炎最为常见。腮腺炎则随着流行而出现。上述二者都算是良性的病症。有些恶性病，像淋巴癌、骨癌等，也会长在脸颊的部位，而让人与前者混淆不清。这时就需做切片检查以求得确切的诊断。

包皮太长需要割掉吗

受到西方文化的影响，许多男婴的包皮在父母的要求之下，于出生后不久就由妇产科医师切除了。

林太太当时并没有同意切除小孩的包皮，而今小男孩已经五岁了，龟头一直埋在包皮里，小便有时会分叉，心中因此不免有些担心。又听邻家黄妈妈说，包皮不割的话，里面容易脏，长大后可能对性生活有影响，就更为紧张了。这也是她老远把小孩带来给我看的原因。

事实上，小弟弟的包皮虽然长过龟头，却不影响小便；而且用手轻轻地就能把包皮推开而露出龟头，所以他的包皮长归长，对阴茎的功能并没有不好的影响。显而易见地，他的包皮是不需要做任何处理的。

虽然是浅显的道理，还是花费了不少唇舌，才让林太太了解为什么小弟弟过长的包皮不必开刀的理由。

每一个小男孩，只要在出生时没有割去包皮，都会有包皮过长的现象，事实上这是正常的，而不是一种病态。

这些过长的包皮，随着年纪增长，往往会往后退缩，终至露出龟头，就算没有自行往后退缩，往往在阴茎勃起时，包皮也可以退回去而露出龟头。所以，就算不切除包皮，也不至于影响到阴茎的功能。

切除包皮虽然是个小手术，但也不是全然没有危险。尤其是在新生儿时期就施行的话，由于新生儿的抵抗力较弱，本身是否有些先天性的疾病仍不清楚；包皮切除后，有时会流血不止，有时还会感染细菌而形成败血症，都是相当严重的并发症。如果切除的手术不够纯熟，包皮切除太多，将来长大之后，阴茎勃起甚至会受到影响。而在新生儿时期切除包皮时，通常不用任何麻醉剂或止痛剂，虽然我们不太了解新生儿对疼痛的感受，但谁又能确定施行切除时所产生的痛苦，不会对新生儿心理造成永久性的创痛？

因此，站在小儿科医师的立场，新生儿时期的包皮切除手术是完全

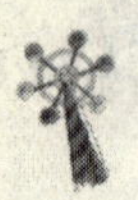

不必要的。成年之后，包皮如果仍然过长，想不想切除，就由他本人来决定。

临床上，只有包皮太紧，完全缩不回去，又会影响到排尿，或是由于清洁不易而常常产生龟头炎或包皮炎，这两种情况，才有绝对的必要切除包皮。

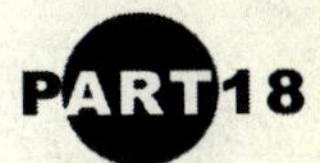

胸部凸出和凹陷

东明这个小男孩从小就很瘦弱，常常生病，体质比起他的哥哥和姐姐，简直是差太多了。

他从一出生就不顺利，是个早产儿，不足三十二周就生了下来，体重也不足，出生时只有1．8公斤。离开医院回到家中，一直是多灾多难。别人感冒时，他一定来凑热闹。大家都好好的，往往就只有他一个人生起病来。更糟糕的是，他还有气喘，只要一感冒或气候改变，他就会喘起来。

今天，东明的妈妈把他带来，却另有原因。由于他的胸部往内凹陷，妈妈怀疑凹陷的胸部会影响他的心脏和肺部功能，也怀疑是不是他身体一直不太好就是凹胸在作怪？

人体的胸腔，是由左右两侧的肋骨，向前连接到胸骨，向后连接到脊椎骨所组成的。里面包含了两个重要的器官，一是心脏，一是肺脏。

不少人误以为凹胸的人，胸骨凹陷的结果，会把心脏或肺脏压迫住，而使得心脏或肺脏的功能较一般人差。这是想当然的想法，其实不然。

不论是鸡胸（胸部凸出）或凹胸，都是胸廓发育上的缺陷，影响的只是外表的美观，对内在的器官多半不会有影响。所以，鸡胸或凹胸的小孩，和一般人一样，仍旧能做任何运动，并且过正常的生活。

如果以为开刀矫正之后，原本身体差的小孩就会好转起来，一定会大失所望。所以一般来讲，凹胸或鸡胸是不需加以任何处理的。

不过有极少数的人，凹胸或鸡胸的程度很严重，影响美观至巨；或是凹陷得太厉害，确实把肺脏压迫住而影响呼吸，还是需要借助外科医师的双手，把凹陷或凸出的胸廓翻转回来。

白血球过高

早上门诊时间，有一位家长带着小孩，很紧张地进到诊间内，不待我开口问话，他已先开口了。

“医师，我的小孩烧了两天，昨天带她去检验院验血，他们告诉我小孩血液中的白血球过多，要赶快带到大医院去看。请你帮我小孩详细检查，看是不是有什么问题?”

我将小孩详细地检查了一番，除了喉咙发炎之外，各方面都没有问题。

“医师，她是不是很严重?白血球过高是不是很危险?要不要住院彻底检查一下?”

小孩生病时，临床医师有时会开检验单，让小孩去验血。验血的目的为何?

人体内的血球都是由骨髓产生的。当病原体侵入人体，骨髓会起而应战，这时就会加速制造白血球，以期消灭入侵的病原体。大量的白血球进到血液中，验血时就出现了“白血球过高”的现象。

一般来说，血中白血球过高多半是良性的。它只是一些急性感染或人体承受过度压力的一种反应。当急性感染消退或压力消除之后，白血球的数目就逐渐恢复正常。

很多人担心“白血球过高”是白血病的前兆，这种担心不是没有根据。不过白血病病发的时候，白血球数目并不一定很高，最重要的是，血中会出现许多形状不正常的白血球，这才是诊断白血病的依据。除了出现不正常的白血球之外，血液中的红血球和血小板数目，在白血病中也会减少。

生病时验血，主要的目的是看这次的急性感染严重不严重；感染源是细菌或病毒性。是门诊治疗或是住院治疗，需不需要用上抗生素，这时就有个依据。

万一发现白血球的形状不正常，有白血病的可能性，也不要太过惊慌。现在已有很好的化学治疗药物，只要按部就班地接受治疗，大多都能获得根治。

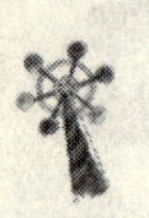

验血、验尿、照X光片是做什么用的

中中烧了好些天，经过医师的检查，又验血、照X光片，终于确定毛病出在哪里。中中患了肺炎，医师说是病毒性肺炎，是原先感冒的并发症，没有特效药可以加速他痊愈，不过只要身体状况良好，过些时候还是会自行痊愈的。目前中中的精神还不错，呼吸也不喘，所以暂时不需住院，只要在家里继续服药观察便可以了。

经过医师细心的诊治与爸妈耐心的照顾，中中的肺炎终于好了。但是，中中的妈妈心中一直有一个疑问：中中的姐姐也感冒发烧过，就不曾听医师说要验血或照X光片，而去到医院时，同样是感冒发烧的小朋友那么多，怎么有的就需要验血或照X光或是验尿，有的又不用呢？

为什么要做这些检查？

医师检查身体时，是希望能够检查到的地方都彻底检查。用听诊器可以听心脏跳动是否规则，有没有心脏杂音等，听肺部则可以知道有没有气喘或肺炎的迹象；看喉咙可以看喉咙有没有发炎、扁桃腺有没有化脓；用耳镜看耳朵，则可以知道有没有中耳炎，耳膜有没有破孔。

但是这样的检查并不能百分之百地查出确切的病因。如肺炎的病人，用听诊器听肺部的呼吸声时，并不见得一定听得到肺炎的杂音，这时只有依赖X光检查，来证实肺炎是有或是没有。

同样是喉咙发炎或扁桃腺化脓，病原体有可能是细菌，也有可能是病毒，光凭肉眼也是没有办法判断。这时验个血，看看血液里的白血球数目是否增加，不同类型的白血球比例是否改变，就能大略地了解受到的感染是病毒性或细菌性。这对病人的治疗是相当重要的。如果是病毒感染，只要多休息，一旦身体产生抵抗力，就自然不药而愈。如果是细菌引起来的，就势必要加上抗生素来治疗才能痊愈。

验尿的目的，是要看有否泌尿道感染或肾脏的疾病。小孩的泌尿道感染，除了发烧之外，主要的表现是肚子痛和呕吐，表面上看起来跟阑

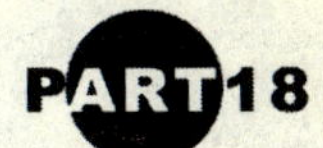

尾炎（即所谓的盲肠炎）的症状非常相似，这时只需取些尿液来检查，马上就可以明了真相。

每一位医师都会针对病患的病情，身体检查的结果，再加上自身的经验，而考虑是否需要再做一些实验室的检查，如验血、验尿、照 X 光片等，来获取最正确的诊断，并且给予病患最适合的治疗。

妈妈，我的尿变得好红哦

“妈！我的尿变得好红哦！”中豪上完厕所便叫他妈妈来看。

徐太太往马桶里面一瞧，果然有一摊红茶色的尿液。这下子徐太太可紧张了，怎么好端端的，尿却出血了？

来到医院急诊室，验尿的结果，小便里确实有许多的红血球，就马上办理住院手续。

住院三天下来，诊断确定是急性肾丝球体肾炎。诊治后，尿液遂渐澄清，中豪也没有其他并发症，便出院了。

尿液呈现咖啡色、红茶色或鲜红色，都有可能是尿中有血的状态。不过有时一些含有红色色素的食品吃得过量时，尿也会呈红色；而尿中的血如果很少的话，肉眼也不一定看得出来。因此必须借助检验，看到尿液中有红血球，才能判定尿液的红是出血所引起的。

血尿的原因，就孩童而言，最常见的就是急性肾丝球体肾炎。这种肾炎是链球菌感染之后所产生的一种并发症，除了尿中会有血之外，有时会出现水肿、高血压、心脏衰竭等症状。急性期好好接受治疗，多半能完全痊愈。

病毒性感染引起的出血性膀胱炎，是一种良性病症，不必特殊治疗便可自行痊愈。

肾脏或膀胱长瘤、结石或受到撞击，都有可能产生血尿，不过儿童时期较为罕见。

许多种类的慢性肾炎，肉眼看不出尿中有血，但在显微镜下观看的话，就可看到许多红血球。

造成儿童时期就出现肾衰竭，而需要长期洗肾或换肾，最主要的罪魁祸首是慢性肾炎。慢性肾炎的种类很多，并不是每一种都会步上洗肾或换肾的阶段。慢性肾炎的预后好或坏，与肾脏组织的病理变化有关，因此往往需要做肾脏穿刺，取得一点肾脏组织做病理化验，以作为预后的判断。